Krankenpfleger

in der

Dermatologie

Der vollständige Leitfaden

ALEXANDRE CAREWELL

Inhaltsverzeichnis

« *Dermatologie: medizinisches Fachgebiet, das sich mit der Vorbeugung, Diagnose und Behandlung von Krankheiten der Haut, der Haare, der Nägel und der Schleimhäute befasst.* »

Kapitel 1:
EINFÜHRUNG IN DIE DERMATOLOGIE

Definition und Bedeutung
der Dermatologie

Die Dermatologie, eine Mischung aus Kunst und Wissenschaft, ist jener medizinische Zweig, der sich auf die Gesundheit und Krankheiten der Haut, der Haare, der Nägel und der Schleimhäute spezialisiert hat. Die Dermatologie auf die bloße Beobachtung der Oberfläche zu reduzieren, wäre jedoch eine Unterschätzung. Denn die Haut, dieses faszinierende Organ, ist der Spiegel unseres Körpers und spiegelt häufig Anzeichen innerer Erkrankungen oder systemischer Störungen wider. Von der Akne im Teenageralter bis zu den Hautzeichen des Lupus umfasst die Dermatologie ein erstaunlich breites Spektrum an Zuständen und Pathologien.

Dennoch geht die Bedeutung der Dermatologie weit über ihre technische Definition hinaus. In einer Gesellschaft, in der Aussehen und Selbstwertgefühl untrennbar miteinander verbunden sind, hat eine gesunde Haut weitreichende Auswirkungen auf das Selbstvertrauen und das psychologische Wohlbefinden eines Menschen. Wer kennt ihn nicht, den kleinen Stimmungsabfall angesichts eines unerwarteten Ausschlags oder eines unerwünschten Zeichens? Hier kommt die Dermatologie ins Spiel, nicht nur als heilende, sondern auch als vorbeugende Wissenschaft, die es jedem ermöglicht, sich in seiner Haut wohl zu fühlen - im wahrsten Sinne des Wortes.

Außerdem passt sich die Dermatologie aufgrund der raschen und ständigen Weiterentwicklung der Medizintechnik an und ist innovativ. Sie steht an der Spitze der Entdeckungen, ob es sich nun um Laserbehandlungen, Gentherapien oder kosmetische Eingriffe handelt. Doch im Herzen dieses Fachgebiets bleibt ein grundlegendes Ziel bestehen: den Menschen in seiner Gesamtheit zu verstehen und zu behandeln, indem man die komplexe Wechselwirkung zwischen Haut, Geist und Körper berücksichtigt.

Es ist eine Disziplin, die von ihren Praktikern ein besonderes Einfühlungsvermögen verlangt, denn jedes Mal, jede Narbe hat eine Geschichte. Und jeder Patient kommt mit der Hoffnung, Antworten, Lösungen und manchmal auch eine Veränderung zu finden. In der Dermatologie geht es nicht nur um die Haut; sie berührt das Wesen dessen, was wir sind, wie wir mit der Welt interagieren und wie die Welt uns sieht.

Kurze Geschichte der Dermatologie

Die Geschichte der Dermatologie ist, wie die der Medizin im Allgemeinen, lang und komplex und von Entdeckungen, Irrtümern, Fortschritten und Innovationen geprägt. Das Interesse an der Haut und ihren Erkrankungen reicht bis in die Antike zurück, wobei medizinische Hinweise in alten ägyptischen, griechischen, römischen, chinesischen und indischen Texten zu finden sind.

Schon im alten Ägypten stand die Haut im Mittelpunkt des Interesses und es wurden Salben und Pomaden zur Behandlung verschiedener Hauterkrankungen entwickelt. Hippokrates, der Vater der modernen Medizin, hatte Zustände wie Nesselsucht, Krätze und andere Hautkrankheiten aufgelistet.

Die Grundlagen der modernen Dermatologie bildeten sich jedoch erst im europäischen Mittelalter heraus.

Hautkrankheiten, die oft mit Aberglauben und religiösen Vorstellungen verbunden waren, wurden eher von Barbieren und Chirurgen als von Ärzten behandelt. Insbesondere die Lepra hatte einen tiefgreifenden Einfluss auf die Wahrnehmung und Behandlung von Hautkrankheiten.

Der eigentliche Wendepunkt für die Dermatologie kam im 19. Jahrhundert. Mit dem Aufkommen der wissenschaftlichen Methode und der Verbesserung der diagnostischen Instrumente erlebte das Feld eine Wissensexplosion. In Frankreich waren Jean-Louis Alibert und Ferdinand Rayer Pioniere, die die Grundlagen der klinischen Dermatologie legten. Ihnen folgten andere in ganz Europa, die verschiedene Hautkrankheiten systematisch klassifizierten und dokumentierten.

Im 20. Jahrhundert wurden mit der Entdeckung von Antibiotika, dem Aufkommen der Hautchirurgie und der Entwicklung der ersten Laserbehandlungen die ersten wirksamen Therapien für viele Hauterkrankungen eingeführt. In der zweiten Hälfte des Jahrhunderts wurden beispiellose Fortschritte beim Verständnis der molekularen und genetischen Mechanismen erzielt, die Hautkrankheiten zugrunde liegen.

Die Dermatologie befindet sich heute an der Schnittstelle zwischen traditioneller Wissenschaft und technologischer Innovation. Mit den Fortschritten in der Molekularbiologie, Genomik und Lasertechnologie ist die Dermatologie besser als je zuvor gerüstet, um auf die Bedürfnisse der Patienten einzugehen und Lösungen für Zustände anzubieten, die früher als unheilbar galten. So zeugt diese kurze Geschichte von der Widerstandsfähigkeit und der kontinuierlichen Entwicklung eines Fachgebiets, in dessen Mittelpunkt Gesundheit, Wohlbefinden und unweigerlich unsere menschliche Identität stehen.

Rolle und Bedeutung
des Krankenpflegers in der Dermatologie

Der Krankenpfleger in der Dermatologie ist weit mehr als nur eine Hilfskraft des Dermatologen. Als echter Akteur in der Pflege spielt er eine zentrale Rolle bei der Betreuung der Patienten und vereint technische Fähigkeiten mit menschlichen Qualitäten.

Zunächst einmal ist der Krankenpfleger in der Dermatologie oft die erste Anlaufstelle für den Patienten. Er erhebt die Krankengeschichte, beurteilt die Schwere der Symptome und leitet den Patienten an den am besten geeigneten Behandlungspfad weiter. Durch diesen ersten Kontakt spielt er eine wesentliche Rolle bei der Rückversicherung des Patienten, der sich häufig Sorgen macht oder sich für die Hauterscheinungen schämt.

Darüber hinaus übernimmt der Krankenpfleger eine Reihe von technischen Verfahren: Vorbereitung und Unterstützung bei kleineren chirurgischen Eingriffen, Anlegen komplexer Verbände, Verabreichung topischer oder systemischer Behandlungen oder auch therapeutische Erziehung, um dem Patienten beizubringen, wie er mit seiner Krankheit im Alltag umgehen kann.

Neben diesen technischen Fähigkeiten spielt der Krankenpfleger in der Dermatologie auch eine wichtige Rolle bei der psychologischen Betreuung der Patienten. Hauterkrankungen, die sichtbar sind und manchmal stigmatisierend wirken, können einen tiefgreifenden Einfluss auf das Selbstwertgefühl und die Lebensqualität haben. Der Krankenpfleger ist da, um zuzuhören, zu beraten und den Patienten auf seinem Weg durch die Behandlung zu unterstützen, wobei er oft Einfühlungsvermögen und Geduld beweist.

Die Aufklärung der Patienten ist ebenfalls ein zentraler Bestandteil des Berufs. Ob es um die richtige Anwendung einer Behandlung, Sonnenschutz oder die Früherkennung von Anzeichen für Komplikationen geht, der Krankenpfleger ist ein Gesundheitserzieher, der seine Patienten mit dem nötigen Wissen ausrüstet, damit sie ihre Gesundheit selbst in die Hand nehmen können.

Mit der raschen Entwicklung von Medizin und Technik bildet sich auch der Krankenpfleger in der Dermatologie ständig weiter und hält sich über die neuesten Entwicklungen auf dem Laufenden, um die bestmögliche Versorgung zu bieten.

Der Krankenpfleger in der Dermatologie ist eine zentrale Säule des medizinischen Teams. Durch ihre Nähe zum Patienten, ihre fachlichen Fähigkeiten und ihre Rolle als Erzieherin trägt sie in unschätzbarem Maße zum Wohlbefinden der Patienten und zur Qualität der dermatologischen Versorgung bei. Seine beruhigende Präsenz und sein Fachwissen sind entscheidend, um jedem Menschen, dem er begegnet, eine umfassende und humanisierte Behandlung zu bieten.

Kapitel 2:
ANATOMIE UND PHYSIOLOGIE
DER HAUT

Struktur der Haut

Die Haut, das größte äußere Organ des menschlichen Körpers, ist weit mehr als nur eine Schutzhülle. Aufgrund ihrer komplexen Struktur ist sie in der Lage, zahlreiche Funktionen zu erfüllen, darunter den Schutz vor äußeren Einflüssen, die Wärmeregulierung und die Empfindung. Um diese Funktionen zu verstehen, ist es entscheidend, sich mit ihrer mehrschichtigen Struktur und den verschiedenen Zellen, aus denen sie besteht, zu beschäftigen.

1. Epidermis: Die Epidermis ist die oberste Schicht der Haut, die in direktem Kontakt mit der Umwelt steht. Sie besteht hauptsächlich aus Keratinozyten, den Zellen, die Keratin produzieren, ein Protein, das der Haut ihre schützende Eigenschaft verleiht. Die Epidermis ist in mehrere Schichten unterteilt, von der Basalschicht, in der ständig neue Keratinozyten produziert werden, bis hin zur Hornschicht, in der die Zellen vollständig verhornt sind und sich schließlich ablösen. Zu dieser Schicht gehören auch die Melanozyten, die für die Produktion von Melanin (Hautpigment) verantwortlich sind, sowie die Langerhans-Zellen, die Hauptakteure der Immunantwort der Haut.

2. Lederhaut: Die Lederhaut liegt direkt unter der Epidermis und ist eine dicke, dichte Schicht, die hauptsächlich aus Kollagen- und Elastinfasern besteht, die der Haut ihre Festigkeit und Elastizität verleihen. Sie enthält außerdem die Hautanhangsgebilde wie Talgdrüsen, Schweißdrüsen und Haarfollikel. Die Lederhaut ist reich an Blut- und Lymphgefäßen sowie Nerven, die für die

Ernährung der Haut, den Abtransport von Abfallstoffen und die Übertragung von Empfindungen zuständig sind.

3. Hypodermis: Dies ist die tiefste Schicht, die hauptsächlich aus Fettgewebe besteht. Die Unterhaut dient als Wärmeisolator, Energiereserve und spielt eine Rolle beim Schutz vor physischen Schocks. Sie stellt auch die Verbindung zwischen der Haut und dem darunter liegenden Gewebe wie Muskeln oder Knochen her.

Über diese drei Hauptschichten hinaus ist die Haut mit Sinnesrezeptoren übersät, die es ihr ermöglichen, verschiedene Reize wie Temperatur, Druck oder Schmerz wahrzunehmen. Zusammen mit einem dichten Nervennetz machen diese Rezeptoren die Haut zu einem eigenständigen Sinnesorgan, das ständig mit seiner Umgebung interagiert.

Die Struktur der Haut spiegelt ihre Komplexität und Anpassungsfähigkeit wider. Dieses Organ, das gleichzeitig Barriere und Schnittstelle ist, spielt eine entscheidende Rolle beim Schutz, der Regulierung und der Wahrnehmung, wobei es sich ständig an die Bedürfnisse und Aggressionen des Alltags anpasst.

Funktionen und Aufgaben der Haut

Die Haut, die oft als die Hülle des Körpers bezeichnet wird, erfüllt eine Vielzahl lebenswichtiger Funktionen, die weit über ihr äußeres Erscheinungsbild hinausgehen. Sie ist ein Spiegelbild unserer Gesundheit und unseres Wohlbefindens und spielt eine Schlüsselrolle bei verschiedenen physiologischen Prozessen. Um ihre Bedeutung vollständig zu erfassen, wollen wir die wichtigsten Funktionen und Aufgaben dieses bemerkenswerten Organs erkunden.

1. Schutz:

Physische Barriere: Die Hornschicht der Epidermis, die aus verhornten Zellen besteht, bietet eine erste Verteidigungslinie gegen mechanische, chemische und mikrobielle Angriffe.

Immunbarriere: Die Langerhans-Zellen in der Epidermis sind Wächter der Immunität, die Krankheitserreger erkennen und darauf reagieren.

UV-Schutz: Melanozyten schützen die Haut durch die Produktion von Melanin vor den schädlichen Auswirkungen ultravioletter Strahlen.

2. Wärmeregulierung :

Schwitzen: Die Schweißdrüsen produzieren Schweiß, der durch Verdunstung die Hautoberfläche kühlt und dabei hilft, die Körpertemperatur zu regulieren.

Vasodilatation und Vasokonstriktion: Die Blutgefäße in der Haut können sich ausdehnen oder zusammenziehen, um Wärme abzugeben oder zu speichern.

3. Empfindung :

Dank eines dichten Netzes von Nervenrezeptoren ist die Haut für verschiedene Reize wie Temperatur, Druck, Schmerz und Berührung empfänglich. Diese Sinneswahrnehmung verbindet uns mit unserer Umgebung und ist Teil unserer Erfahrung der Welt.

4. Synthese und Sekretion :

Vitamin D: Unter dem Einfluss von UVB-Strahlen synthetisiert die Haut Vitamin D, das für die Knochengesundheit unerlässlich ist.

Sebum: Die Talgdrüsen produzieren Sebum, eine ölige Substanz, die die Haut schmiert und abdichtet.

5. Absorption :

Die Haut kann bestimmte Medikamente, Chemikalien und Substanzen aufnehmen. Daher ist eine angemessene Hautpflege wichtig und Medikamentenpflaster sind sehr beliebt.

6. Energiereserve :
Die aus Fettgewebe bestehende Unterhaut (Hypodermis) dient dem Körper als Energiereserve. Diese Schicht speichert Lipide und stellt bei Bedarf eine Energiequelle zur Verfügung.

7. Ästhetik und Kommunikation :
Die Haut spiegelt unseren allgemeinen Gesundheitszustand und unsere Emotionen (z. B. Erröten) wider und trägt zu unserer visuellen Identität bei. Sie spielt eine Rolle bei der sozialen Interaktion und der Selbstwahrnehmung.

Die Haut ist ein vielseitiges und dynamisches Organ, das bei vielen lebenswichtigen Funktionen eine wesentliche Rolle spielt. Ihre Fähigkeit, mit der Umwelt zu interagieren, den Körper zu schützen und an verschiedenen physiologischen Funktionen teilzunehmen, zeugt von ihrer Bedeutung für unser allgemeines Wohlbefinden.

Häufige Hauterkrankungen

Die Haut als Schnittstelle zwischen unserem Körper und der Umwelt ist anfällig für eine Vielzahl von Beschwerden. Diese Störungen können auf genetische, umweltbedingte, infektiöse, immunologische Faktoren oder auch auf allergische Reaktionen zurückzuführen sein. Im Folgenden werden einige der häufigsten Hauterkrankungen vorgestellt:

1. Akne :
Gekennzeichnet durch den Ausbruch von Pickeln, Mitessern und Zysten, ist Akne häufig auf eine übermäßige Talgproduktion in Verbindung mit einer Verstopfung der Haarfollikel (Pilo-Sebum) zurückzuführen.

2. Ekzem (oder atopische Dermatitis) :
Es handelt sich um eine chronisch-entzündliche

Hauterkrankung, die zu Juckreiz, Rötung und Schuppung führt. Sie kann durch genetische, allergische oder umweltbedingte Faktoren verursacht werden.

3. Psoriasis :

Dies ist eine chronisch-entzündliche Hauterkrankung, die durch rote, mit weißlichen Schuppen bedeckte Flecken gekennzeichnet ist. Sie kann mit genetischen Faktoren oder dem Immunsystem in Verbindung gebracht werden.

4. Urtikaria:

Äußert sich durch rote, juckende Flecken und kann durch viele Faktoren ausgelöst werden, z. B. durch Allergene, Infektionen, Medikamente oder Stress.

5. Pilzinfektionen der Haut :

Diese durch Pilze verursachten Infektionen können verschiedene Körperteile betreffen, u. a. die Füße (Sportlerfuß), die Nägel oder den Körper im Allgemeinen. Sie erscheinen als rote, schuppige Flecken und können von Rissbildung begleitet sein.

6. Vitiligo :

Bei dieser Autoimmunerkrankung verschwindet die Pigmentierung in bestimmten Hautbereichen, sodass farblose weiße Flicken entstehen.

7. Herpes:

Diese Infektion wird durch das Herpes-simplex-Virus verursacht und äußert sich in Schüben mit schmerzhaften Bläschen, die meist um den Mund oder die Genitalien herum auftreten.

8. Gürtelrose:

Hierbei handelt es sich um eine Reaktivierung des Varizella-Zoster-Virus, die in der Regel mit schmerzhaften Ausschlägen und Bläschen entlang eines Nervs einhergeht.

9. Rosacea :

Sie ist durch Rötungen, sichtbare kleine Gefäße, Pusteln und Papeln gekennzeichnet, die meist im Gesicht auftreten.

10. Warzen:

Verursacht durch das humane Papillomavirus (HPV),

können diese kleinen Wucherungen an jedem Körperteil auftreten.

11. Melanom:

Dies ist die aggressivste Form von Hautkrebs und wird oft mit übermäßiger Sonneneinstrahlung oder einer Familiengeschichte in Verbindung gebracht.

Es ist wichtig zu wissen, dass Sie bei jeder Hautanomalie oder anhaltenden Symptomen einen Dermatologen aufsuchen sollten. Eine frühzeitige Erkennung und eine angemessene Behandlung sind bei vielen dieser Erkrankungen von entscheidender Bedeutung.

Kapitel 3:
DIE ROLLE DES KRANKENPFLEGERS IN DER DERMATOLOGIE

Tägliche Aufgaben und Verantwortlichkeiten

Krankenpfleger, die auf Dermatologie spezialisiert sind, spielen eine entscheidende Rolle bei der Behandlung von Patienten mit Hauterkrankungen. Neben den allgemeinen Aufgaben eines Krankenpflegers hat er auch spezielle Verantwortlichkeiten, die mit diesem Fachgebiet verbunden sind. Im Folgenden erhalten Sie einen detaillierten Überblick über seine täglichen Aufgaben und Verantwortlichkeiten:

1. Klinische Bewertung :
    - Führen Sie eine erste Untersuchung der Haut des Patienten durch und notieren Sie die betroffenen Bereiche, die Art und die Ausdehnung der Läsionen.
    - Führen Sie regelmäßige Nachuntersuchungen durch, um den Verlauf der Krankheit und die Wirksamkeit der Behandlungen zu beurteilen.
2. Verwaltung der Behandlungen :
    - Tragen Sie Cremes, Lotionen oder topische Medikamente auf.
    - Assistieren Sie dem Dermatologen bei Verfahren wie Biopsien, Kryo- oder Phototherapie.
    - Verabreichen Sie Medikamente nach Vorschrift oral, intravenös oder subkutan.
3. Patientenaufklärung :
    - Unterweisen Sie die Patienten in guten Hauthygienepraktiken.

Erklären Sie die Behandlung, ihre möglichen Nebenwirkungen und den Umgang mit ihnen.

Beratung zur Prävention, insbesondere zum Sonnenschutz.

4. Psychologische Unterstützung :

Bieten Sie emotionale Unterstützung an, da einige Hauterkrankungen das Selbstvertrauen und das Selbstwertgefühl beeinträchtigen können.

Verweisen Sie ggf. auf spezialisierte Ressourcen wie Selbsthilfegruppen oder Psychologen.

5. Koordinierung der Pflege :

Arbeiten Sie eng mit dem Dermatologen, aber auch mit anderen Angehörigen der Gesundheitsberufe (Allergologen, Ernährungswissenschaftlern, plastischen Chirurgen usw.) zusammen.

Termine für zusätzliche Untersuchungen oder chirurgische Eingriffe organisieren und planen.

6. Führen von Krankenakten :

Dokumentieren Sie genau alle durchgeführten Pflegemaßnahmen, Beobachtungen und Entwicklungen des Hautzustands des Patienten.

Aktualisieren Sie die Krankenakten nach jeder Konsultation oder Behandlung.

7. Aufrechterhaltung der beruflichen Fähigkeiten :

Regelmäßige Teilnahme an Schulungen und Seminaren, um über die neuesten Entwicklungen in der Dermatologie auf dem Laufenden zu bleiben.

Mit Gleichaltrigen zusammenarbeiten, um Wissen und Erfahrungen auszutauschen.

8. Umgang mit Material und Hygiene :

Achten Sie auf die Sauberkeit und Sterilisation der Instrumente und des verwendeten Materials.

Stellen Sie sicher, dass medizinisches Verbrauchsmaterial ausreichend vorhanden ist.

Der Krankenpfleger in der Dermatologie ist ein wichtiger Pfeiler in der Betreuung von Patienten mit Hauterkrankungen. Er vereint klinische Kompetenz,

Zuhörvermögen und Pädagogik, um eine ganzheitliche und angemessene Pflege zu bieten.

Interprofessionelle Zusammenarbeit: Arbeit mit Dermatologen, Chirurgen und anderen Fachärzten

Die moderne Medizin, insbesondere in einem so großen und vernetzten Bereich wie der Dermatologie, beruht auf einer engen Zusammenarbeit zwischen verschiedenen Gesundheitsfachkräften. Der Krankenpfleger in der Dermatologie arbeitet nicht in einem Silo, sondern bewegt sich in einem multidisziplinären Team. Lassen Sie uns untersuchen, wie sich diese Zusammenarbeit gestaltet und warum sie für eine optimale Patientenversorgung von entscheidender Bedeutung ist.

1. Bei Dermatologen :
   Regelmäßige Kommunikation: Der Krankenpfleger informiert den Dermatologen über den Zustand des Patienten, seine Sorgen und seine Reaktionen auf die Behandlung.
   Unterstützung bei Verfahren: Bei Biopsien, Kryotherapien und anderen Eingriffen bereitet der Krankenpfleger das Material vor, assistiert dem Dermatologen und sorgt für das Wohlbefinden des Patienten.
   Orientierung: Der Krankenpfleger kann durch seine Nähe zum Patienten spezifische Bedürfnisse erkennen und eine eingehende Beratung durch den Dermatologen vorschlagen.
2. Mit plastischen und rekonstruktiven Chirurgen :
   Überweisungen von Patienten: Bei Läsionen, die eine Operation erfordern (wie Melanome), koordiniert

der Krankenpfleger die Überweisung des Patienten an den Chirurgen.

Präoperative Vorbereitung: Der Krankenpfleger bereitet den Patienten auf die Operation vor, indem er über den Ablauf, die Risiken und die postoperative Versorgung informiert.

Postoperative Nachsorge: Nach dem Eingriff ist der Krankenpfleger oft die erste Anlaufstelle für die Wundversorgung, das Schmerzmanagement und die Überwachung möglicher Komplikationen.

3. Mit anderen Spezialisten :

Allergologen: Bei Ekzemen, Urtikaria oder anderen allergischen Reaktionen kann der Krankenpfleger mit dem Allergologen zusammenarbeiten, um die Allergene zu identifizieren und die Behandlung anzupassen.

Ernährungswissenschaftlerinnen : Einige Hautprobleme können mit der Ernährung zusammenhängen. Der Krankenpfleger kann den Patienten für eine spezielle Ernährungsberatung an einen Ernährungswissenschaftler verweisen.

Rheumatologen: Bei Psoriasis besteht das Risiko, dass sich eine Psoriasis-Arthritis entwickelt. Eine Zusammenarbeit zwischen Krankenpfleger, Dermatologe und Rheumatologe ist für eine umfassende Behandlung von entscheidender Bedeutung.

Psychologen: Hauterkrankungen können große psychologische Auswirkungen haben. Der Krankenpfleger kann eine psychologische Beratung vorschlagen, um dem Patienten zu helfen, mit Stress, Ängsten oder Depressionen aufgrund seines Hautzustands umzugehen.

4. Zusammenarbeit mit anderen Krankenpflegern :
Weiterbildung, Erfahrungsaustausch und Pflegekoordination zwischen spezialisierten

Krankenpflegern sind für eine kohärente und qualitativ hochwertige Pflege von entscheidender Bedeutung.

Die interprofessionelle Zusammenarbeit ermöglicht eine ganzheitliche Betreuung des Patienten. Jede Fachkraft trägt ihren Teil zum Ganzen bei und gewährleistet so, dass alle Facetten der Gesundheit des Patienten berücksichtigt werden. Für den Krankenpfleger in der Dermatologie ist diese Zusammenarbeit von entscheidender Bedeutung, um eine optimale und individuelle Betreuung zu gewährleisten.

Verwaltung von Patienten und menschliche Beziehungen

Die Patientenführung in der Dermatologie geht weit über die Behandlung von Hauterkrankungen hinaus. Sie beinhaltet ein tiefes Verständnis der emotionalen, psychologischen und sozialen Bedürfnisse der Patienten. Die zwischenmenschlichen Beziehungen stehen im Mittelpunkt dieses Prozesses. Lassen Sie uns untersuchen, wie der Krankenpfleger in der Dermatologie mit diesen wesentlichen Aspekten der Pflege umgeht.

1. Vertrauensbildung :
   Aktives Zuhören: Der Krankenpfleger sollte den Anliegen des Patienten Aufmerksamkeit schenken, offene Fragen stellen und die Gefühle des Patienten validieren.
   Empathie: Die Gefühle des Patienten zu verstehen und zu teilen, stärkt die therapeutische Beziehung.
2. Bildung und Kommunikation :
   Klare Information: Der Krankenpfleger sollte Diagnosen, Behandlungen und Verfahren auf verständliche Weise erklären und allzu komplizierten medizinischen Fachjargon vermeiden.

Dialog fördern: Patienten sollten sich wohl fühlen, wenn sie Fragen stellen, Bedenken äußern oder um Klärung bitten.

3. Umgang mit Angst und Stress :

Emotionale Unterstützung: Hauterkrankungen können das Selbstwertgefühl beeinträchtigen. Der Krankenpfleger sollte emotionale Unterstützung anbieten, den Patienten beruhigen und bei Bedarf psychologische Hilfe empfehlen.

Entspannungstechniken: In manchen Fällen kann der Krankenpfleger Atem- oder Entspannungstechniken vermitteln, die bei der Bewältigung von Ängsten im Zusammenhang mit Verfahren oder Behandlungen helfen.

4. Vertraulichkeit :

Privatsphäre: Der Krankenpfleger muss stets die Vertraulichkeit der medizinischen und persönlichen Informationen des Patienten gewährleisten.

Vier-Augen-Gespräch: Bieten Sie einen privaten Raum, in dem sensible oder intime Anliegen besprochen werden können.

5. Kultursensibilität :

Unterschiede verstehen: Kulturelle Überzeugungen, Werte und Praktiken können die Wahrnehmung der Krankheit und die Pflege beeinflussen. Der Krankenpfleger muss über diese Unterschiede informiert sein und sie respektieren.

Dolmetscher und Ressourcen: Ziehen Sie ggf. Dolmetscher oder andere Ressourcen hinzu, um eine klare und effektive Kommunikation zu gewährleisten.

6. Zusammenarbeit mit der Familie und den Angehörigen :

Integration in den Pflegeprozess: Die Einbeziehung der Familie kann die emotionale Unterstützung verstärken und bei der Bewältigung der häuslichen Behandlung helfen.

Erziehung: Unterrichten Sie Angehörige in der Grundpflege, wie man Symptome erkennt und wann man einen Arzt aufsuchen sollte.

7. Verwaltung der Erwartungen :

Ehrlichkeit: Den Patienten darüber informieren, was er vernünftigerweise von der Behandlung erwarten kann, und dabei vermeiden, falsche Hoffnungen zu wecken.

Regelmäßiges Feedback: Informieren Sie den Patienten über die Entwicklung seines Zustands und passen Sie die Erwartungen entsprechend an.

Die Betreuung von Patienten in der Dermatologie erfordert einen patientenzentrierten Ansatz, bei dem sich klinische Kompetenz mit echter Menschlichkeit verbindet. Der Krankenpfleger spielt durch seine Nähe und den regelmäßigen Kontakt mit dem Patienten eine zentrale Rolle beim Aufbau dieser Beziehung, die von Vertrauen und gegenseitigem Respekt geprägt ist.

Kapitel 4:
TECHNIKEN
UND LAUFENDE VERFAHREN

Hautproben : Biopsien und Kulturen

Hautproben wie Biopsien und Kulturen sind in der Dermatologie gängige Verfahren, die bei der Diagnose und Behandlung von Hauterkrankungen helfen. Sie sind entscheidend, um die genaue Art der Verletzung oder Infektion zu verstehen und die Behandlung zu lenken. Der Krankenpfleger spielt bei der Vorbereitung, Durchführung und Nachbereitung dieser Verfahren eine entscheidende Rolle.

1. Die Gründe verstehen :
    Biopsie: Diese Gewebeprobe wird entnommen, um die Zellen unter dem Mikroskop zu untersuchen und so verschiedene Erkrankungen wie Hautkrebs oder Entzündungen zu diagnostizieren.
    Kultur: Sie dient der Identifizierung von Infektionserregern wie Bakterien oder Pilzen, indem man sie im Labor wachsen lässt.
2. Vorbereitung des Patienten :
    Information: Der Krankenpfleger sollte dem Patienten das Verfahren, seine Gründe und seinen Nutzen erklären.
    Informierte Zustimmung: Stellen Sie sicher, dass der Patient die Implikationen versteht, und holen Sie seine schriftliche Zustimmung ein.
    Vorbereitung des Bereichs: Reinigen und desinfizieren Sie den betroffenen Bereich.

3. Durchführung der Probenahme :
Biopsie :

Gängige Typen : Es gibt verschiedene Arten von Biopsien (Punktion, Inzision, Exzision), die von der Größe und der Art der Läsion abhängen.

Anästhesie: Häufig wird eine örtliche Betäubung verabreicht, um die Beschwerden zu verringern.

Technik: Der Krankenpfleger entnimmt in Zusammenarbeit mit dem Dermatologen mithilfe eines scharfen Instruments eine Gewebeprobe.

Kultur :

Probenahme: Eine Probe wird - oft mit einem Tupfer - aus einem Bereich entnommen, der unter Infektionsverdacht steht.

Transfer: Die Probe wird in ein geeignetes Kulturmedium gegeben und zur Analyse an das Labor geschickt.

4. Pflege nach der Prozedur :

Anleitung: Informieren Sie den Patienten über die Wundpflege, die Überwachung auf Anzeichen einer Infektion und die Bedeutung, den Bereich sauber und trocken zu halten.

Nachsorge: Planen Sie einen Termin, um ggf. die Fäden zu entfernen und die Ergebnisse zu besprechen.

Schmerzmanagement: Beraten Sie den Patienten über das Schmerzmanagement, einschließlich der Verwendung von frei verkäuflichen Schmerzmitteln oder der Verschreibung von Medikamenten, falls erforderlich.

5. Mitteilung der Ergebnisse :

Biopsieergebnisse: Die Ergebnisse können helfen, eine Diagnose zu bestätigen, das Stadium einer

Krankheit zu bestimmen oder die Behandlung zu lenken.

Ergebnisse der Kultur: Sie ermöglichen die Identifizierung des Erregers und oft auch seiner Empfindlichkeit gegenüber antimikrobiellen Mitteln.

6. Rolle des Krankenpflegers :

Beruhigen: Der Krankenpfleger bietet emotionale Unterstützung, insbesondere wenn der Patient ängstlich oder besorgt über die Ergebnisse ist.

Koordination: Der Krankenpfleger arbeitet mit dem Labor und dem Dermatologen zusammen, um sicherzustellen, dass die Proben ordnungsgemäß verarbeitet und die Ergebnisse zeitnah mitgeteilt werden.

Hautproben sind in der Dermatologie ein wichtiges diagnostisches Instrument. Mit ihrem Fachwissen spielen Krankenpfleger eine zentrale Rolle für den Erfolg dieser Verfahren, indem sie die Sicherheit, den Komfort und die Information des Patienten während des gesamten Prozesses gewährleisten.

Topische Therapien : Salben, Cremes und Gele

In dem weiten Feld der Dermatologie nehmen topische Therapien, insbesondere Salben, Cremes und Gele, einen wichtigen Platz ein. Sie ermöglichen die direkte Behandlung von Hauterkrankungen und bieten eine Vielzahl von Therapieoptionen. Krankenpfleger spielen bei der Anwendung, Aufklärung und Nachsorge dieser Therapien eine zentrale Rolle.

1. Grundlagen verstehen :
   Formulierungen :
      Salben: Zubereitungen auf Ölbasis, die oft okklusiv sind und sich ideal für sehr trockene Haut eignen.
      Cremes: Wasser-in-Öl- oder Öl-in-Wasser-Emulsionen, die für die meisten Hauttypen geeignet sind.
      Gele: auf Wasserbasis, leicht und werden häufig für fettige Hautstellen oder Erkrankungen wie Akne verwendet.
   Aktive Inhaltsstoffe: Variieren je nach behandelter Krankheit und können u. a. Kortikosteroide, antimikrobielle Mittel, Antimykotika und keratolytische Wirkstoffe enthalten.
2. Korrekte Anwendung :
   Reinigung: Beginnen Sie mit einer sanften Reinigung der betroffenen Stelle.
   Menge: Verwende die vorgeschriebene Menge, normalerweise eine dünne Schicht.
   Technik: Sanft auftragen, ohne übermäßig zu reiben. Einige Behandlungen erfordern eine leichte Massage.
3. Patientenaufklärung :
   Häufigkeit: Informieren Sie den Patienten über die Häufigkeit der Anwendung.
   Nebenwirkungen: Diskutieren Sie mögliche Nebenwirkungen und wie man sie erkennt.
   Aufbewahrung: Beraten Sie, wie Sie das Produkt lagern sollten, um seine Wirksamkeit zu gewährleisten.
   Wechselwirkungen: Sprechen Sie über andere Produkte oder Medikamente, die mit der topischen Behandlung interagieren könnten.
4. Umgang mit Nebenwirkungen :
   Reizung: Einige Produkte können Rötungen oder Juckreiz verursachen. Es ist wichtig, den

Schweregrad zu beurteilen und die Behandlung ggf. anzupassen.

Hautatrophie: Topische Kortikosteroide können, wenn sie langfristig angewendet werden, die Haut verdünnen. Eine regelmäßige Überwachung ist unerlässlich.

Allergische Reaktionen: Erkennen Sie die Anzeichen einer allergischen Reaktion und beraten Sie den Patienten über die notwendigen Schritte.

5. Bedeutung der Adhäsion :

Regelmäßigkeit: Betonen Sie die Bedeutung einer regelmäßigen Anwendung, um den Nutzen zu maximieren.

Dauer: Einige Behandlungen erfordern eine längere Anwendung, um Ergebnisse zu beobachten, während andere kürzer sind.

6. Rolle des Krankenpflegers :

Demonstration: Zeigen Sie dem Patienten die korrekte Anwendungstechnik.

Beurteilung: Überprüfen Sie regelmäßig den Hautzustand des Patienten, um sicherzustellen, dass die Behandlung wirksam ist.

Feedback: Ermutigen Sie den Patienten, seine Erfahrungen mitzuteilen und die Behandlung ggf. anzupassen.

Topische Therapien sind eine tragende Säule der dermatologischen Behandlung. Der Krankenpfleger sorgt mit seinem praktischen und erzieherischen Ansatz dafür, dass der Patient den vollen Nutzen aus diesen Behandlungen zieht, indem er eine sichere, wirksame und auf den jeweiligen Fall abgestimmte Anwendung gewährleistet.

Wundmanagement und Nahtversorgung

Die Wund- und Nahtpflege ist ein wesentlicher Bestandteil der Dermatologie, insbesondere nach chirurgischen Eingriffen oder Biopsien. Diese Pflege zielt darauf ab, eine optimale Heilung zu fördern, Infektionen vorzubeugen und die Narbenbildung zu minimieren. Der Krankenpfleger steht mit seiner Kompetenz und seinem Fachwissen an vorderster Front, wenn es darum geht, die Qualität dieser Pflege zu gewährleisten und den Patienten über sie aufzuklären.

1. Erste Bewertung der Wunde :
   - **Tiefe und Ausdehnung:** Erkennen Sie den Schweregrad der Wunde, um das beste Pflegeprotokoll zu wählen.
   - **Anzeichen einer Infektion:** Suche nach Rötung, Hitze, Ödemen, Eiter oder übermäßigen Schmerzen.
   - **Art des Nahtmaterials:** Das Nahtmaterial kann resorbierbar oder nicht resorbierbar, oberflächlich oder tief sein.
2. Reinigung und Desinfektion :
   - **Physiologische Kochsalzlösung:** Sie wird häufig verwendet, um die Wunde sanft zu reinigen.
   - **Antiseptika:** Anwendung von Wirkstoffen wie Chlorhexidin oder Povidon-Jod zur Desinfektion.
3. Pflege der Nähte :
   - **Schutz:** Verwendung von sterilen Verbänden, um die Wunde vor Verunreinigungen zu schützen.
   - **Vermeidung:** Es wird empfohlen, den genähten Bereich in den ersten 24 bis 48 Stunden nicht zu befeuchten.
   - **Beobachtung:** Achten Sie auf Anzeichen von Spannung oder Lockerung der Nähte.

4. Wechseln von Verbänden :
- **Häufigkeit:** Je nach den Empfehlungen des Arztes müssen einige Verbände regelmäßig gewechselt werden.
- **Technik:** Vorsichtig entfernen, um eine Verschlimmerung der Wunde oder ein Ziehen an den Nähten zu vermeiden.

5. Vorbeugung von Narben :
- **Feuchtigkeit:** Das Auftragen von Feuchtigkeitsspendern kann helfen, die Narbenbildung zu reduzieren.
- **Sonnenschutz:** Verheilte Wunden können sonnenempfindlich sein, daher ist es wichtig, Sonnenschutzmittel zu verwenden, um Hyperpigmentierungen zu vermeiden.

6. Patientenaufklärung :
- **Anweisungen nach der Operation:** Stellen Sie klare Richtlinien für die häusliche Pflege, das Erkennen von Komplikationen und den Zeitpunkt für den Arztbesuch zur Verfügung.
- **Mobilisierung:** Beraten Sie den Patienten über Aktivitäten, die er vermeiden sollte, um Spannungen auf der Wunde vorzubeugen.

7. Entfernen der Nähte :
- **Zeitpunkt:** Die Entfernung erfolgt in der Regel nach einem bestimmten Zeitplan, der von der Lokalisation und der Art der Wunde abhängt.
- **Technik:** Verwendung steriler Pinzetten und Scheren, wobei darauf geachtet wird, die Beschwerden so gering wie möglich zu halten.

8. Rolle des Krankenpflegers :
- **Kommunikation:** Beruhigen Sie den Patienten, erklären Sie jeden Schritt der Pflege und beantworten Sie Fragen.
- **Überwachung:** Jede Komplikation schnell erkennen und behandeln.

Koordination: Arbeiten Sie mit dem Dermatologen oder Chirurgen zusammen, um eine angemessene Nachsorge zu gewährleisten.

Eine effektive Wund- und Nahtpflege ist für einen komplikationslosen Heilungsverlauf von entscheidender Bedeutung. Der Krankenpfleger stellt durch seine Ausbildung und Erfahrung sicher, dass jeder Patient eine qualitativ hochwertige Versorgung erhält, und ist gleichzeitig eine Säule der Information und Unterstützung während des gesamten Heilungsprozesses.

Kapitel 5:
HÄUFIGE DERMATOLOGISCHE ERKRANKUNGEN

Entzündliche Dermatosen : Ekzeme, Psoriasis

Entzündliche Dermatosen, darunter Ekzeme und Psoriasis, sind häufige Hauterkrankungen, die viele Menschen auf der ganzen Welt betreffen. Sie sind durch Entzündungen und Hautläsionen gekennzeichnet und können erhebliche Beschwerden verursachen und die Lebensqualität der Patienten beeinträchtigen. Krankenpfleger in der Dermatologie stehen im Mittelpunkt der Behandlung, Aufklärung und Unterstützung von Patienten mit diesen Zuständen.

1. Ekzem (atopische Dermatitis) :
   Eigenschaften :
   　　　Rötung, Juckreiz, trockene Flecken.
   　　　Kann durch Allergene, Reizstoffe und Umweltfaktoren ausgelöst werden.
   Behandlungen :
   　　　Feuchtigkeitsversorgung: Das Auftragen von Cremes und Salben, um die Hautbarriere wiederherzustellen.
   　　　Topische Kortikosteroide: Zur Verringerung der Entzündung.
   　　　Antihistaminika: Um den Juckreiz zu kontrollieren.
   　　　Systemische Behandlungen: In schweren oder therapieresistenten Fällen.

Rolle des Krankenpflegers :

Aufklärung: Den Patienten über mögliche Auslöser aufklären und darüber, wie man Schübe minimieren kann.

Anwendung: Demonstrieren Sie die richtige Art der Anwendung von Medikamenten.

Überwachung: Beurteilen Sie regelmäßig den Zustand der Haut und die Wirksamkeit der Behandlung.

2. Psoriasis :

Eigenschaften :

Dicke, rote Plaques mit silbrigen Schuppen.

Kann bei Psoriasis arthropathica mit Gelenkschmerzen verbunden sein.

Behandlungen :

Topische Behandlungen: Kortikosteroide, Vitamin-D-Derivate, Tazaroten.

Phototherapie: Einsatz von UVB-Licht zur Verringerung von Entzündungen.

Systemische Behandlungen: Medikamente wie Methotrexat oder Ciclosporin.

Biologische Behandlungen: Injektionen, die auf bestimmte Teile des Immunsystems abzielen.

Rolle des Krankenpflegers :

Aufklärung: Informieren Sie den Patienten über die chronische Natur der Krankheit und die Behandlungsmöglichkeiten.

Überwachung: Beurteilen Sie die Nebenwirkungen der Behandlung und passen Sie die Dosierungen an.

Unterstützung: Bietet emotionale Unterstützung bei den psychosozialen Herausforderungen, die mit der Psoriasis verbunden sind.

3. Gemeinsame Faktoren :

Stress: Beide Erkrankungen können durch Stress verschlimmert werden, daher ist es entscheidend, seine Auswirkungen zu erkennen und Bewältigungsstrategien vorzuschlagen.

Psychosozialer Aspekt: Die Auswirkungen auf das Selbstwertgefühl, Angstzustände und Depressionen müssen bei der Behandlung berücksichtigt werden.

Verbindungen zu anderen Fachgebieten: Manchmal ist es notwendig, mit anderen Angehörigen der Gesundheitsberufe zusammenzuarbeiten, z. B. mit Rheumatologen bei Psoriasis arthropathica.

4. Rolle des Krankenpflegers :

Kommunikation: Aufbau einer vertrauensvollen Beziehung zum Patienten, Eingehen auf Fragen und Anliegen.

Pflegemanagement: Koordinieren Sie sich mit dem Dermatologen für einen individuellen Pflegeplan.

Forschung: Sich über die neuesten Entwicklungen und verfügbaren Behandlungen auf dem Laufenden halten.

Entzündliche Dermatosen erfordern trotz ihrer Prävalenz eine angepasste und nuancierte Behandlung. Krankenpfleger spielen eine wichtige Rolle bei der Bereitstellung einer qualitativ hochwertigen Pflege, der Aufklärung und der unverzichtbaren Unterstützung der Patienten und helfen ihnen so, ihre Erkrankung effektiv zu bewältigen und ihre Lebensqualität zu verbessern.

Infektiöse Erkrankungen : Herpes, Warzen

Infektiöse Hauterkrankungen wie Herpes und Warzen werden durch Viren verursacht und können viele Menschen in verschiedenen Lebensabschnitten betreffen. Obwohl diese Infektionen in der Regel harmlos sind, können sie Unbehagen und ästhetische Bedenken verursachen. Krankenpfleger in der Dermatologie spielen eine entscheidende Rolle bei der Diagnose, Behandlung und Aufklärung der Patienten über diese Krankheiten.

1. Herpes :
   Eigenschaften :
   - Schmerzhafte, juckende Bläschen, die meist in Gruppen auftreten und denen oft ein Kribbeln oder Brennen vorausgeht.
   - Kann den Mund (Lippenherpes) oder die Genitalien (Genitalherpes) betreffen.
   Behandlungen :
   - **Antivirale** Mittel: Medikamente wie Acyclovir, Valacyclovir und Famciclovir, um die Dauer und Schwere der Schübe zu verringern.
   - **Topische Behandlungen:** Zur Linderung der Schmerzen oder des damit verbundenen Juckreizes.
   Rolle des Krankenpflegers :
   - **Aufklärung:** Informieren Sie die Patienten über die Übertragungswege, Präventionsmethoden und die Notwendigkeit, während eines Ausbruchs den Kontakt zu vermeiden.
   - **Unterstützung:** Die mit der Diagnose verbundene psychosoziale Notlage verstehen und angemessene Unterstützung anbieten.
   - **Überwachung:** Verfolgung der Symptome und ggf. Anpassung der Behandlung.
2. Warzen :
   Eigenschaften :
   - Raue Wucherungen, die durch das humane Papillomavirus (HPV) verursacht werden.
   - Können an Händen, Füßen und anderen Körperteilen auftreten.

Behandlungen :

- **Kryotherapie:** Verwendung von flüssigem Stickstoff, um die Warze zu vereisen.
- **Topische Behandlungen:** Präparate auf der Basis von Salicylsäure oder anderen Bestandteilen, um die Warze abzutragen.
- **Kleinere Therapien:** Wie Kürettage, Elektrokoagulation oder Laser.

Rolle des Krankenpflegers :

- **Aufklärung:** Erklären Sie den Patienten die Methoden der Prävention und der häuslichen Pflege.
- **Anwendung:** Demonstrieren Sie die korrekte Anwendung von topischen Behandlungen.
- **Nachsorge:** Sicherstellen, dass die Warzen gut auf die Behandlung ansprechen, und mögliche Komplikationen erkennen.

3. Vorbeugung :

- **Herpes:** Verwendung von Kondomen, Vermeidung von direktem Kontakt während eines Ausbruchs, prophylaktische antivirale Maßnahmen für Personen mit hohem Risiko.
- **Warzen:** Warzen nicht berühren oder aufkratzen, in öffentlichen Räumen (z. B. Duschen in Sporthallen) Schuhe benutzen, das Teilen persönlicher Gegenstände vermeiden.

4. Rolle des Krankenpflegers :

- **Kommunikation:** Einen offenen Dialog mit dem Patienten herstellen, Mythen und falsche Vorstellungen klären.
- **Pflegemanagement:** Koordinieren Sie sich mit dem Dermatologen, um sicherzustellen, dass der Patient die am besten geeignete Behandlung erhält.
- **Aktualisiert:** Halten Sie sich über die neuesten Entwicklungen bei Behandlung und Prävention auf dem Laufenden.

Obwohl Herpes und Warzen häufig auftreten, können ihre Auswirkungen auf das Wohlbefinden der Patienten erheblich sein. Der dermatologische Krankenpfleger ist durch seine Nähe zum Patienten, sein Fachwissen und seine pädagogischen Fähigkeiten von entscheidender Bedeutung, um eine umfassende und beruhigende Betreuung zu bieten.

Tumorerkrankungen : Melanome, Karzinome

Hauttumorerkrankungen, zu denen Entitäten wie Melanome und Karzinome gehören, sind wichtige Krankheitsbilder in der Dermatologie. Diese Tumoren, ob gutartig oder bösartig, erfordern besondere Aufmerksamkeit, Früherkennung und eine angemessene Behandlung. Krankenpfleger in der Dermatologie spielen eine entscheidende Rolle bei der Betreuung der Patienten, von der ersten Erkennung bis hin zur Nachsorge nach der Behandlung.

1. Melanome :
   Eigenschaften :
      Bösartiger Krebs der melanozytären Zellen.
      Erscheint oft als neue pigmentierte Läsion oder als bestehendes Muttermal, das sein Aussehen verändert.
      Risikofaktoren sind u. a. übermäßige Sonneneinstrahlung, Familienanamnese und helle Haut.
   Behandlungen :
      Chirurgische Entfernung: Entfernung des Tumors und eines Rands aus gesundem Gewebe.

Gezielte Therapien und Immuntherapie: Bei fortgeschrittenem oder metastasierendem Melanom.

Rolle des Krankenpflegers :

Aufklärung: Schärfen Sie das Bewusstsein für die Bedeutung der Selbstuntersuchung der Haut und regelmäßiger dermatologischer Untersuchungen.

Unterstützung: Bieten Sie emotionale Begleitung angesichts der Diagnose und während der Behandlung an.

Überwachung: Nachverfolgung der postoperativen Narben, Früherkennung von Rezidiven.

2. Karzinome :

Eigenschaften :

Die häufigsten sind das Basalzellkarzinom (BCC) und das Plattenepithelkarzinom (SCC).

Erscheinen häufig an Stellen, die der Sonne ausgesetzt sind, wie Gesicht, Ohren und Hände.

Können als Knötchen, rote Flecken oder Geschwüre auftreten, die nicht heilen.

Behandlungen :

Chirurgische Entfernung: Entfernung des Tumors mit einem Sicherheitsabstand.

Kryochirurgie, Elektrochirurgie: Für weniger tiefe Verletzungen.

Topische Therapien und Lichttherapie: In einigen frühen oder oberflächlichen Fällen.

Rolle des Krankenpflegers :

Aufklärung: Informieren Sie über die Risiken der Sonnenexposition und die Bedeutung des Sonnenschutzes.

Unterstützung: Unterstützung des Patienten während des Eingriffs und der Nachsorge.

Überwachung: Achten Sie darauf, dass die behandelten Läsionen abheilen, und erkennen Sie mögliche neue Läsionen.

3. Prävention :

Sonnenschutz: Fördern Sie die regelmäßige Verwendung von Sonnencreme, das Tragen von schützender Kleidung und vermeiden Sie die direkte Sonneneinstrahlung während der stärksten Stunden.

Screening: Förderung regelmäßiger dermatologischer Untersuchungen, insbesondere für Personen mit hohem Risiko.

4. Rolle des Krankenpflegers :

Kommunikation: Aufbau eines Vertrauensverhältnisses, klare Erklärung von Diagnosen, Behandlungen und zu erwartenden Folgemaßnahmen.

Pflegemanagement: Koordinieren Sie mit dem multidisziplinären Team, einschließlich Dermatologen, Onkologen und Chirurgen.

Berufliche Entwicklung: Sich über die Fortschritte bei Behandlungen und chirurgischen Techniken auf dem Laufenden halten.

Tumorerkrankungen der Haut erfordern aufgrund ihres Schwerepotenzials einen rigorosen und einfühlsamen Ansatz. Die Krankenpfleger in der Dermatologie gewährleisten durch ihre zentrale Rolle bei der Betreuung der Patienten eine optimale Pflegequalität, die fachliche Kompetenz und menschliche Unterstützung miteinander verbindet.

Alters- und sonnenbedingte Dermatosen

Mit zunehmendem Alter und wiederholter Sonneneinstrahlung verändert sich die Haut merklich, was zu verschiedenen Dermatosen führt. Einige dieser

Zustände sind harmlos, können aber ästhetische Auswirkungen haben, während andere ein Gesundheitsrisiko darstellen können. Krankenpfleger in der Dermatologie spielen eine zentrale Rolle, wenn es darum geht, Patienten dabei zu helfen, diese Erkrankungen zu verstehen, ihnen vorzubeugen und sie zu behandeln.

1. Aktinische Keratosen :
   Eigenschaften :
   Raue, dicke Läsionen, die durch jahrelange Sonneneinstrahlung verursacht wurden.
   Exponierte Flächen wie Gesicht, Hände und Kopfhaut.
   Behandlungen :
   Kryochirurgie: Einfrieren von Läsionen.
   Topische Therapien: Chemische Mittel zur Beseitigung abnormaler Zellen.
   Phototherapie: Einsatz von Licht zur Behandlung von Läsionen.
   Rolle des Krankenpflegers :
   Bildung: Sensibilisierung für die Gefahren der Sonnenexposition.
   Überwachung: Die Läsionen nachverfolgen, um ein Fortschreiten zu einem Karzinom zu erkennen.
2. Lentigos solares (Altersflecken) :
   Eigenschaften :
   Flache, braune Flecken, meist im Gesicht, an den Händen und Armen.
   Resultierend aus kumulativer Sonnenexposition.
   Behandlungen :
   Lasertherapien : Zur Aufhellung oder Entfernung von Flecken.
   Chemische Peelings: Verwendung von Säuren, um die Haut zu peelen.

- **Mikrodermabrasion:** Mechanisches Peeling der Hautoberfläche.
- Rolle des Krankenpflegers :
- **Tipp:** Bieten Sie Lösungen an, um das Auftreten neuer Flecken zu verhindern.
- **Unterstützung:** Helfen Sie den Patienten, die ästhetischen Implikationen zu verstehen und zu bewältigen.

3. Sonnenelastose :
   - Eigenschaften :
   - Gelbe, dicke Haut mit tiefen Falten.
   - Resultiert aus einem Abbau der elastischen Fasern aufgrund von Sonneneinstrahlung.
   - Behandlungen :
   - **Feuchtigkeit:** Cremes und Lotionen zur Verbesserung der Hautstruktur.
   - **Schönheitsbehandlungen:** Um das Aussehen der Haut zu verbessern.
   - Rolle des Krankenpflegers :
   - **Bildung:** Prävention und Sonnenschutz.
   - **Guidance:** Unterstützung von Patienten bei der Auswahl von Behandlungen, die für ihren Zustand geeignet sind.

4. Vorbeugung :
   - **Sonnenschutz:** Ermutigen Sie die Verwendung von Sonnencremes mit breitem Spektrum, das Tragen von Hüten und langer Kleidung.
   - **Regelmäßige Untersuchung:** Fördern Sie die Selbstuntersuchung der Haut und dermatologische Untersuchungen, um Veränderungen frühzeitig zu erkennen.

5. Rolle des Krankenpflegers :
   - **Kommunikation:** Sensibilisierung der Patienten für die Folgen der Sonnenexposition und die Vorteile eines angemessenen Schutzes.

Orientierung: Patienten an geeignete Ressourcen verweisen, sei es für die Behandlung oder für die Prävention.

Alters- und sonnenbedingte Dermatosen können in vielen Fällen vorgebeugt oder gelindert werden. Der dermatologische Krankenpfleger ist aufgrund seiner umfassenden Kenntnisse und seiner Nähe zu den Patienten entscheidend für eine ganzheitliche Pflege, die von der Prävention bis zur Therapie reicht und das allgemeine Wohlbefinden des Patienten berücksichtigt.

Kapitel 6:
SPEZIFISCHE BEHANDLUNGEN
IN DER DERMATOLOGIE

Die Phototherapie

Die Phototherapie, so faszinierend sie auch klingen mag, ist ein therapeutischer Ansatz, der durch die Verschmelzung von Wissenschaft und Licht entstanden ist. Sie beruht auf der Verwendung spezifischer Lichtwellenlängen zur Behandlung einer Reihe von dermatologischen Erkrankungen, wobei Psoriasis und atopisches Ekzem ganz oben auf der Liste stehen.

Das Konzept hinter der Phototherapie ist einfach: Indem die Haut kontrollierten Dosen von Licht ausgesetzt wird, können biologische Veränderungen auf zellulärer Ebene herbeigeführt werden, die bei der Behandlung bestimmter Hauterkrankungen von Vorteil sind. Allerdings ist nicht jedes Licht geeignet. UVB-Licht beispielsweise wird am häufigsten verwendet, weil es das Wachstum von Hautzellen verlangsamen kann, was bei der Behandlung von Erkrankungen wie Psoriasis, bei denen sich die Haut zu schnell erneuert, von entscheidender Bedeutung ist.

Aber natürlich gibt es, wie bei jeder Behandlung, Nuancen. Die Intensität, Dauer und Häufigkeit der Bestrahlung muss sorgfältig kalibriert werden, nicht nur um die Wirksamkeit zu maximieren, sondern auch um die damit verbundenen Risiken zu minimieren, wie z. B. Verbrennungen oder langfristig ein erhöhtes Hautkrebsrisiko.

Krankenpfleger spielen bei der Phototherapie eine Schlüsselrolle. Sie leiten die Patienten durch den gesamten Prozess und stellen sicher, dass sie einen angemessenen

Schutz für die Augen und Körperteile tragen, die keine Behandlung benötigen. Außerdem überwachen sie die Reaktion der Haut auf das Licht genau und passen die Dosis bei Bedarf an.

Die Schönheit der Phototherapie liegt in ihrer Fähigkeit, eine Alternative oder Ergänzung zu topischen und systemischen Behandlungen zu bieten, oftmals ohne die mit diesen verbundenen Nebenwirkungen. Viele Patienten finden durch diese Methode eine deutliche Linderung und erneuern ihr Selbstvertrauen und das Wohlbefinden in ihrer eigenen Haut.

Wenn Sie also das nächste Mal von Phototherapie hören, denken Sie an diesen harmonischen Tanz zwischen Licht und Haut, der von engagierten Fachleuten orchestriert wird und darauf abzielt, das Gleichgewicht und die Gesundheit der Haut wiederherzustellen. Es ist eine strahlende Erinnerung daran, wie Technologie und Natur für unser Wohlbefinden zusammenarbeiten können.

Systemische Therapien : Kortikosteroide, Immunsuppressiva

Systemische Therapien sind ein Zweig der medizinischen Behandlungen, die auf den gesamten Körper wirken und häufig oral oder per Injektion verabreicht werden. In der Dermatologie gibt es schwere oder hartnäckige Hauterkrankungen, die mehr als nur eine topische Behandlung erfordern. Hier kommen Kortikosteroide und Immunsuppressiva ins Spiel, die einen ganzheitlicheren und oftmals wirkungsvolleren Ansatz bieten.

Kortikosteroide wie Prednison sind starke Entzündungshemmer, die Entzündungen und die mit vielen dermatologischen Erkrankungen verbundenen Symptome reduzieren. Ihre Wirkung ahmt die der natürlichen Hormone nach, die von den Nebennieren produziert werden, und ermöglicht eine schnelle Kontrolle von Ausbrüchen entzündlicher Erkrankungen. Ihre Anwendung ist jedoch nicht frei von Nebenwirkungen, insbesondere wenn sie über einen längeren Zeitraum erfolgt. Sie können den Wasser- und Elektrolythaushalt des Körpers beeinflussen, sich auf die Knochendichte auswirken oder Stimmungsschwankungen auslösen. Aus diesem Grund werden sie oft nur für kurze Zeit oder in abnehmender Dosierung verschrieben, um die Risiken zu minimieren.

Was Immunsuppressiva wie Cyclosporin oder Methotrexat betrifft, so wirken sie, indem sie die Aktivität des Immunsystems reduzieren. Dies ist in Fällen nützlich, in denen das Immunsystem fälschlicherweise die Haut angreift, wie bei Schuppenflechte oder Lupus erythematodes. Obwohl diese Medikamente eine deutliche Linderung bieten können, sind sie nicht ohne Folgen. Die Unterdrückung der Immunität kann den Körper anfälliger für Infektionen machen. Außerdem können einige dieser Medikamente die Nieren- oder Leberfunktion beeinträchtigen.

Krankenpfleger, die bei der Behandlung von Patienten an vorderster Front stehen, spielen eine entscheidende Rolle bei der Aufklärung und Nachsorge von Patienten, die mit diesen systemischen Therapien behandelt werden. Sie stellen sicher, dass die Patienten die Behandlung, ihre Vorteile und ihre Risiken verstehen. Sie sind auch die Wächter, die auf Nebenwirkungen achten und die Patienten auf dieser therapeutischen Reise begleiten.

Systemische Therapien bieten eine potenziell lebensrettende Lösung für viele Patienten mit schweren Hauterkrankungen. Doch wie jede Medaille ihre Kehrseite hat, erfordert ihre Anwendung eine sorgfältige Überwachung und eine enge Zusammenarbeit zwischen dem Patienten und dem medizinischen Team, um ein optimales Gleichgewicht zwischen Wirksamkeit und Sicherheit zu gewährleisten.

Biologische Therapien und neue Fortschritte

Das Aufkommen biologischer Therapien hat die Landschaft der dermatologischen Behandlung revolutioniert und die Tür zu gezielten und oftmals wirksameren Interventionen bei Krankheiten geöffnet, die früher als unheilbar oder schwer behandelbar galten. Anstatt wie bei herkömmlichen Therapien einen "Rundum-Ansatz" zu verfolgen, konzentrieren sich biologische Therapien auf spezifische Mechanismen, die Hautkrankheiten verursachen.

Biologische Therapien, die häufig in Form von Injektionen verabreicht werden, sind Proteine, die auf bestimmte Teile des Immunsystems abzielen. Im Zusammenhang mit Krankheiten wie Psoriasis oder atopischer Dermatitis greifen sie ein, indem sie spezifische Entzündungskomponenten neutralisieren, die die Krankheit auslösen und aufrechterhalten. Beispielsweise zielen einige biologische Medikamente auf das entzündungsfördernde Molekül TNF-alpha ab, während andere spezifische Interleukine angreifen.

Was diese Therapien so vielversprechend macht, ist ihre Fähigkeit, eine schnelle und anhaltende Linderung zu bieten und dabei oft weniger Nebenwirkungen zu haben als herkömmliche systemische Therapien. Da sie jedoch die Aktivität des Immunsystems verändern, können sie auch das Risiko von Infektionen erhöhen.

Neben den biologischen Therapien gibt es in der Dermatologie noch weitere spannende Entwicklungen. Die

Gentherapie zum Beispiel, bei der Gene in die Zellen eines Patienten eingeführt oder verändert werden, um eine Krankheit zu behandeln oder zu verhindern, wird derzeit für bestimmte erbliche Hauterkrankungen erforscht. Auch künstliche Intelligenz und Telemedizin gewinnen an Bedeutung und bieten genauere Diagnoseinstrumente und einen breiteren Zugang zur dermatologischen Versorgung.

Krankenpfleger, die immer an der Grenze zwischen Patient und Medizin stehen, spielen in diesem neuen Zeitalter eine zentrale Rolle. Sie werden in den neuesten Entwicklungen geschult und sorgen dafür, dass die Patienten die wirksamsten Behandlungen erhalten und gleichzeitig ihre Sicherheit gewährleistet ist. Darüber hinaus gewinnt ihre Rolle als Erzieher an Bedeutung, da sie den Patienten helfen, sich in der sich ständig verändernden medizinischen Landschaft zurechtzufinden.

Die Welt der Dermatologie ist in Bewegung, mit Fortschritten, die die Art und Weise, wie wir Hautkrankheiten verstehen und behandeln, verändern. Der Krankenpfleger ist ein Leuchtturm, der Patienten zu immer neuen Behandlungsmöglichkeiten führt.

Kapitel 7:
MANAGEMENT VON DERMATOLOGISCHEN NOTFÄLLEN

Verbrennungen und traumatische Verletzungen

Verbrennungen und traumatische Hautverletzungen gehören zu den häufigsten und heikelsten Erkrankungen, die in der Dermatologie behandelt werden. Sie umfassen ein breites Spektrum an Verletzungen, von kleinen Kratzern bis hin zu tiefen Verbrennungen, wobei jede Art eine spezielle Behandlung erfordert, um eine optimale Heilung zu gewährleisten.

Verbrennungen können nach ihrem Schweregrad eingeteilt werden: vom ersten Grad, bei dem nur die äußere Hautschicht betroffen ist, bis zum vierten Grad, bei dem Muskeln, Sehnen und manchmal sogar Knochen beschädigt werden können. Auch die Quelle der Verbrennung ist vielfältig: thermisch (heiß oder kalt), chemisch, elektrisch oder durch Strahlung.

Die Behandlung von Verbrennungen ist heikel. Sie erfordert eine schnelle Beurteilung der Tiefe und des Ausmaßes der Verletzung, um über den besten Behandlungsansatz zu entscheiden. Oberflächliche Verbrennungen können oft mit beruhigenden Salben und Verbänden behandelt werden, während tiefere Verbrennungen möglicherweise einen Krankenhausaufenthalt, Hauttransplantationen oder sogar eine wiederherstellende Operation erfordern.

Traumatische Verletzungen hingegen werden in der Regel durch körperliche Unfälle wie Schnitte, Schürfwunden oder

Abschürfungen verursacht. Ähnlich wie Verbrennungen erfordern sie eine sorgfältige Beurteilung, um den besten Behandlungsansatz zu ermitteln. Dies kann von einfachen Verbänden über Nähte bis hin zu einer spezielleren Wundversorgung reichen, um Infektionen zu verhindern und Narben zu minimieren.

Der Krankenpfleger in der Dermatologie spielt bei der Behandlung dieser Läsionen eine entscheidende Rolle. Er ist häufig die erste Anlaufstelle für den Patienten, beurteilt den Schweregrad der Verletzung, leistet Erste Hilfe und leitet den Patienten gegebenenfalls an eine spezialisierte Behandlung weiter. Außerdem betreut er die Patienten nach, überwacht den Heilungsprozess, wechselt Verbände, erkennt Anzeichen einer Infektion und bietet Beratung zur häuslichen Pflege an.

Aber über diese technischen Fähigkeiten hinaus leistet der Krankenpfleger auch emotionale Unterstützung. Verbrennungen und traumatische Verletzungen können schmerzhaft, beängstigend und manchmal entstellend sein. Der Krankenpfleger beruhigt, hört zu und begleitet den Patienten auf seinem Weg der Genesung, wobei er nicht nur auf seine körperliche Gesundheit, sondern auch auf sein psychologisches Wohlbefinden achtet.

Verbrennungen und traumatische Verletzungen erfordern sowohl eine wissenschaftliche als auch eine menschliche Pflege. In diesem sensiblen Pflegeprozess ist der dermatologische Krankenpfleger eine zentrale Figur, die Kompetenz, Mitgefühl und Hingabe vereint, um den Patienten zu einer vollständigen Genesung zu führen.

Akute allergische Reaktionen

Akute allergische Hautreaktionen, die je nach Lokalisation und Intensität als Urtikaria oder Angioödem bekannt sind, sind plötzliche und oft unerwartete Hauterscheinungen, die auf eine Überempfindlichkeit des Körpers gegenüber einem allergenen Stoff zurückzuführen sind. Ob es sich um einen Insektenstich, ein Medikament, ein Nahrungsmittel oder sogar um einen Umweltauslöser wie Pollen handelt, die Reaktionen der Haut können sowohl alarmierend als auch potenziell gefährlich sein.

Nesselsucht äußert sich durch rote, erhabene und juckende Flecken, die überall am Körper auftreten können. Diese können in der Größe variieren, von kleinen Flecken bis hin zu großen Plaques, und sich im Laufe der Zeit verschieben oder zusammenwachsen. Manchmal wird die Reaktion von einer tieferen Schwellung begleitet, oft an den Lippen, den Augenlidern oder im Hals, was als Quincke-Ödem bezeichnet wird.

Die sofortige Behandlung ist von entscheidender Bedeutung. Wenn die Reaktion leicht ist, können Antihistaminika verabreicht werden, um den Juckreiz zu lindern und die Entzündung zu reduzieren. Ist die Reaktion jedoch schwerwiegend oder beeinträchtigt sie die Atmung, ist eine medizinische Notfallmaßnahme erforderlich, einschließlich der Verabreichung von Epinephrin, um der Reaktion entgegenzuwirken.

Der dermatologische Krankenpfleger ist oft der erste Angehörige eines Gesundheitsberufs, der solche Reaktionen beurteilt und behandelt. Er muss in der Lage sein, schnell zwischen einer harmlosen Reaktion und einer Reaktion zu unterscheiden, die für den Patienten lebensbedrohlich sein könnte. Sobald die akute Krise bewältigt ist, spielt der Krankenpfleger eine entscheidende

Rolle bei der Aufklärung des Patienten, indem er ihm hilft, auslösende Allergene zu identifizieren und zu vermeiden, die Notwendigkeit des Mitführens eines Notfallkoffers bei schweren Allergien zu verstehen und die ersten Anzeichen einer allergischen Reaktion zu erkennen, um schnell handeln zu können.

Neben der medizinischen Behandlung leistet der Krankenpfleger aber auch emotionale Unterstützung. Eine akute allergische Reaktion kann traumatisch sein und den Patienten mit einer anhaltenden Angst vor zukünftigen Auslösern zurücklassen. Der Krankenpfleger beruhigt, beantwortet Fragen und gibt praktische Ratschläge, die dem Patienten helfen, mit möglichen zukünftigen Reaktionen umzugehen und sie zu verhindern.
Bei akuten allergischen Reaktionen vereinen Krankenpfleger in der Dermatologie geschickt klinische Kompetenz, proaktive Aufklärung und Einfühlungsvermögen und gewährleisten so eine umfassende Betreuung, die über die bloße Hautreaktion hinausgeht und tief in das allgemeine Wohlbefinden des Patienten eindringt.

Pathologien, die erfordern schnelle Intervention

In der Dermatologie gibt es einige Erkrankungen, die aufgrund ihrer potenziellen Schwere oder ihres schnellen Verlaufs eine schnelle Behandlung erfordern. Solche Notfallsituationen können durch Infektionen, entzündliche Erkrankungen, Krebs oder andere zugrunde liegende Erkrankungen entstehen. Für Krankenpfleger in der Dermatologie ist es von entscheidender Bedeutung, dass sie in der Lage sind, solche Situationen zu erkennen und darauf zu reagieren.

1. Erysipel und infektiöse Zellulitis:
Das Erysipel ist eine akute bakterielle Infektion der Haut, die hauptsächlich durch Streptokokken verursacht wird. Sie äußert sich durch eine starke Rötung, Schwellung, Hitze und Schmerzen. Die infektiöse Zellulitis ist ähnlich, betrifft jedoch tiefere Hautschichten. Ohne schnelle Behandlung kann sich die Infektion schnell ausbreiten und potenziell lebensbedrohlich werden.

2. Nekrotisierende Fasziitis:
Es handelt sich um eine seltene, aber gefürchtete Infektion, die das weiche Gewebe unter der Haut schnell zerstört. Die ersten Symptome können irreführend sein, aber die Schmerzen stehen oft in keinem Verhältnis zum ursprünglichen Aussehen der Haut.

3. Pemphigus vulgaris:
Es handelt sich um eine Autoimmunerkrankung, bei der sich auf der Haut und den Schleimhäuten Blasen bilden. Wenn sie nicht behandelt wird, kann diese Erkrankung zu schweren Komplikationen führen.

4. Melanome:
Es handelt sich um eine Art von Hautkrebs, der, wenn er in einem frühen Stadium erkannt wird, gut behandelbar ist. Wenn man ihn jedoch fortschreiten lässt, kann das Melanom schnell in andere Teile des Körpers metastasieren.

5. Schwere Arzneimittelreaktionen:
Einige Hautreaktionen auf Medikamente können schwer und potenziell lebensbedrohlich sein, wie das Stevens-Johnson-Syndrom oder die toxische epidermale Nekrolyse. Diese Erkrankungen äußern sich durch Abschuppung und schmerzhaften Hautausschlag und erfordern einen Krankenhausaufenthalt.

Für den Krankenpfleger in der Dermatologie ist die Früherkennung dieser Erkrankungen von entscheidender Bedeutung. Es muss schnell gehandelt werden, um die Schäden zu minimieren und die Chancen auf eine Genesung zu maximieren. Neben der Diagnose und Behandlung ist die Aufklärung des Patienten über die zu beachtenden Anzeichen und Symptome von grundlegender Bedeutung, insbesondere bei Erkrankungen, bei denen ein hohes Rückfallrisiko besteht.

Der Krankenpfleger ist in Notfallsituationen oft die emotionale Stütze für den Patienten. Die Fähigkeit, zu beruhigen, zuzuhören und zu informieren, ist ebenso entscheidend wie die klinischen Fähigkeiten. Alles in allem erinnern diese Notfälle im Spektrum der dermatologischen Erkrankungen an die entscheidende Bedeutung von schnellem Eingreifen und klinischer Exzellenz in der Pflege.

Kapitel 8:
PÄDIATRISCHE DERMATOLOGIE

Besonderheiten der Kinderhaut

Kinderhaut ist einzigartig, und diese Einzigartigkeit geht weit über das weiche Hautgefühl hinaus. Aus der Sicht eines Dermatologen ist das Verständnis dieser Besonderheiten von entscheidender Bedeutung, um dieser jungen Bevölkerungsgruppe eine optimale Pflege zu bieten.

1. Dicke:
Die Haut von Neugeborenen und Kleinkindern ist dünner als die von Erwachsenen. Dadurch ist ihre Haut anfälliger für Infektionen, Irritationen und Sonneneinstrahlung. Sie ist auch weniger widerstandsfähig gegen Reibung oder Traumata.

2. Wassergehalt:
Die Haut von Kindern hat eine andere Fähigkeit, Feuchtigkeit zu speichern. Sie kann Wasser zwar effektiv speichern, verliert es aber auch schneller, wodurch Kinder anfälliger für Hautaustrocknung sind.

3. Produktion von Melanin:
Die Melaninproduktion bei Kindern, insbesondere bei Neugeborenen, ist nicht so effizient wie bei Erwachsenen, wodurch sie anfälliger für UV-Strahlen sind.

4. Barrierefunktion:
Aufgrund ihrer Dünnheit ist die Hautbarriere von Kindern weniger wirksam, was zu einer erhöhten Aufnahme von Substanzen von außen führen kann. Dies macht sie anfälliger für topische Produkte, Allergene und andere Umwelteinflüsse.

5. Schweißproduktion:
Die Schweißdrüsen von Kindern sind von Geburt an nicht voll funktionsfähig. Dies kann ihre Fähigkeit beeinträchtigen, die Körpertemperatur durch Schwitzen wirksam zu regulieren.

6. Empfindlichkeit:
Die Haut von Kindern ist anfälliger für Irritationen und Entzündungen. Erkrankungen wie Ekzeme, Windeldermatitis oder andere Hautausschläge sind bei Kleinkindern häufiger.

7. Wundheilung:
Obwohl die Haut von Kindern eine hohe Regenerationsfähigkeit besitzt, kann der Heilungsprozess anders verlaufen. Die Bildung hypertropher Narben oder Keloide kann bei manchen Kindern häufiger vorkommen.

Als Angehörige der Gesundheitsberufe ist das Verständnis dieser Nuancen bei der dermatologischen Behandlung von Kindern von entscheidender Bedeutung. Die Wahl der Therapie, die Häufigkeit der Pflege, die Prävention und die Aufklärung der Eltern müssen alle auf diese Besonderheiten abgestimmt sein. Jeder Schritt, von der Beurteilung über die Verschreibung bis hin zur Aufklärung, erfordert einen kindzentrierten Ansatz, der eine sichere, wirksame und auf die besonderen Bedürfnisse der Kinder zugeschnittene Pflege gewährleistet.

Häufige Erkrankungen bei Kindern

Bei Kindern gibt es mehrere dermatologische Erkrankungen, die sich durch ihre Prävalenz oder ihre Besonderheit in diesem Alter auszeichnen. Diese Hauterkrankungen sind oft das Ergebnis einer Kombination von Faktoren, darunter die Besonderheit der Kinderhaut, das sich entwickelnde Immunsystem, die Umwelt und die Interaktionen. Hier eine nicht erschöpfende Liste von Hauterkrankungen, die häufig bei Kindern beobachtet werden:

1. Ekzem oder atopische Dermatitis:
Es handelt sich um eine chronische Hauterkrankung, die durch rote, juckende Flecken und trockene Haut gekennzeichnet ist. Sie kann bereits in den ersten Lebensmonaten auftreten und ist oft mit anderen atopischen Erscheinungen wie Asthma oder Heuschnupfen verbunden.

2. Windpocken:
Diese Viruserkrankung ist typisch für die Kindheit und äußert sich durch einen Hautausschlag mit juckenden Bläschen, die sich zu Krusten entwickeln.

3. Seborrhoische Dermatitis (Wiegenhut):
Es handelt sich um eine häufige Erkrankung bei Säuglingen, die sich durch schuppige, fettige Flecken auf der Kopfhaut bemerkbar macht, aber auch das Gesicht und andere Körperbereiche betreffen kann.

4. Molloscum contagiosum:
Dabei handelt es sich um kleine, meist gutartige Hautpapeln, die durch ein Virus verursacht werden. Sie können überall am Körper auftreten, konzentrieren sich aber häufig auf Stellen, an denen man sich reibt.

5. Impetigo:
Es handelt sich um eine oberflächliche bakterielle Infektion, die häufig durch Staphylococcus aureus oder Streptokokken verursacht wird und durch nässende Läsionen und honigartige Krusten gekennzeichnet ist.

6. Warzen:

Diese gutartigen Hautwucherungen werden durch das humane Papillomavirus (HPV) verursacht und können an den Händen, Füßen oder anderen Körperteilen auftreten.

7. Urtikaria:

Erhabene, oft juckende rote Flecken, die durch Nahrungsmittelallergien, Infektionen oder andere Auslöser verursacht werden können.

8. Rosazea:

Es handelt sich um eine Viruserkrankung, die durch hohes Fieber, gefolgt von einem blassrosafarbenen Hautausschlag, gekennzeichnet ist.

9. Erythem am Gesäß:

Diese Hautreizung ist bei Säuglingen und Kleinkindern üblich, meist als Reaktion auf Feuchtigkeit oder Reibung in Windeln.

10. Kaffee-au-Milch-Flecken:

Es handelt sich um gutartige, hellbraune Pigmentflecken, die oft schon bei der Geburt oder in den ersten Lebensjahren auftreten.

Das Verständnis dieser Erkrankungen und ihrer typischen Erscheinungsformen ist für Krankenpfleger in der Dermatologie, die mit Kindern arbeiten, von entscheidender Bedeutung. Die Behandlung erfordert oft eine Kombination aus medizinischer Behandlung und Aufklärung der Eltern über häusliche Pflege, Vorbeugung und Nachsorge. Jede Erkrankung ist zwar häufig, erfordert jedoch eine detaillierte Aufmerksamkeit, um das Wohlergehen des Kindes zu gewährleisten und die Eltern zu beruhigen.

Kommunikation und spezielle Pflege für junge Patienten

Die dermatologische Betreuung von jungen Patienten beschränkt sich nicht nur auf medizinische Behandlungen oder direkte Pflege. Die Kommunikation und der altersspezifische Ansatz sind entscheidend für eine positive medizinische Erfahrung, sowohl für das Kind als auch für seine Eltern oder Erziehungsberechtigten.

1. Kindzentrierter Ansatz :
Bei der Behandlung eines jungen Patienten ist es von entscheidender Bedeutung, ihn so weit wie möglich in den Pflegeprozess einzubeziehen. Kinder sollten mit Respekt behandelt werden, wobei ihr Verständnisniveau und ihre Fähigkeit, an Entscheidungen über ihre Pflege teilzunehmen, zu berücksichtigen sind.

2. Eine beruhigende Umgebung schaffen :
Medizinische Einrichtungen können für Kinder einschüchternd sein. Daher ist es wichtig, eine einladende Umgebung mit altersgerechtem Spielzeug, Büchern oder visueller Ablenkung zu schaffen.

3. Altersgerechte Kommunikation :
Es ist entscheidend, eine klare und einfache Sprache zu verwenden, die dem Alter des Kindes entspricht. Das Erklären der bevorstehenden Verfahren, die Verwendung einfacher Analogien oder von Spielzeug, um zu zeigen, was passieren wird, kann helfen, Ängste abzubauen.

4. Einbeziehung der Eltern oder Erziehungsberechtigten :
Die Eltern spielen eine entscheidende Rolle im Pflegeprozess. Stellen Sie sicher, dass sie die Diagnose, die Behandlung und die häusliche Pflege verstehen. Ermutigen Sie sie, Fragen zu stellen und aktive Partner bei der Pflege ihres Kindes zu sein.

5. Ablenkungstechniken :
Die Verwendung von Ablenkungstechniken während der Verfahren oder Behandlungen kann Angst und Schmerzen verringern. Dazu kann die Verwendung von Musik, Videos, Büchern oder sogar Atemtechniken gehören.

6. Den Rhythmus des Kindes respektieren :
Jedes Kind ist einzigartig. Manche brauchen vielleicht mehr Zeit, um sich an die medizinische Umgebung anzupassen oder um sich mit einem Verfahren wohlzufühlen. Ihr Tempo zu respektieren und ihnen die nötige Zeit zu geben, ist entscheidend.

7. Weiterbildung :
Für Krankenpfleger in der Dermatologie ist es unerlässlich, sich kontinuierlich in bewährten Verfahren für die pädiatrische Kommunikation und den Umgang mit jungen Patienten fortzubilden.

8. Rückmeldungen und Anpassungen :
Holen Sie regelmäßig Feedback von den Kindern und ihren Eltern ein. Diese Informationen können dabei helfen, Verbesserungsbereiche zu identifizieren und den Ansatz oder die Kommunikationstechniken anzupassen.

9. Emotionale Unterstützung :
Erkennen und validieren Sie die Gefühle des Kindes. Manche sind vielleicht besorgt, verängstigt oder frustriert über ihren Gesundheitszustand oder die medizinischen Verfahren. Emotionale Unterstützung ist genauso wichtig wie die körperliche Versorgung.

Der Schlüssel zum Erfolg bei der dermatologischen Behandlung von jungen Patienten liegt in einer Kombination aus klinischer Kompetenz, angemessener Kommunikation und echtem Einfühlungsvermögen in die einzigartige Erfahrung jedes Kindes. Diese Elemente können in Kombination eine positive medizinische Erfahrung schaffen und optimale Ergebnisse fördern.

Kapitel 9:
KOSMETISCHE DERMATOLOGIE
UND CHIRURGISCH

Häufige kosmetische Verfahren

Kosmetische Verfahren in der Dermatologie haben in den letzten Jahren deutlich an Beliebtheit gewonnen, was größtenteils auf technologische Fortschritte zurückzuführen ist, die sie sicherer und effektiver machen. Diese Verfahren dienen häufig dazu, das Aussehen der Haut zu verbessern, Alterungserscheinungen zu reduzieren und ästhetische Merkmale zu steigern. Hier ein Überblick über gängige kosmetische Verfahren in der Dermatologie :

1. Botulinumtoxin (Botox) :
Wird in die Gesichtsmuskeln injiziert und dient dazu, das Erscheinungsbild dynamischer Falten wie Stirnfalten oder "Krähenfüße" in der Nähe der Augen zu reduzieren.

2. Dermale Füllstoffe :
Diese Gele, die häufig auf Hyaluronsäure basieren, werden injiziert, um Falten aufzufüllen, die Gesichtskonturen neu zu definieren und das Volumen wiederherzustellen, insbesondere auf den Wangen, den Lippen und der Nasolabialfalte.

3. Chemisches Peeling :
Dabei wird eine chemische Lösung verwendet, um die oberste Hautschicht zu peelen und so das Erscheinungsbild von Pigmentflecken, feinen Falten und anderen Unreinheiten zu reduzieren.

4. Mikrodermabrasion :
Eine Peelingtechnik, bei der winzige Kristalle die oberste Schicht der abgestorbenen Haut entfernen, wodurch die Haut weicher und strahlender wird.

5. Lasertherapie :
Es gibt verschiedene Arten von Lasern, die zur Behandlung von Pigmentflecken, Narben, Falten, sichtbaren Blutgefäßen und sogar zur Hautauffrischung eingesetzt werden.

6. Intensives gepulstes Licht (IPL) :
Wird zur Behandlung von Pigmentflecken, Rosazea, sichtbaren Blutgefäßen und anderen Hautunreinheiten verwendet.

7. Haarentfernung mit Laser :
Ein Laserstrahl zielt auf die Haarfollikel, um das Wachstum unerwünschter Haare zu reduzieren.

8. Kryolipolyse :
Eine nicht-invasive Methode, bei der mithilfe von Kälte Fettzellen abgebaut werden, ohne das umliegende Gewebe zu schädigen.

9. Sklerotherapie :
Eine Behandlung gegen Besenreiser, bei der eine Lösung in die Venen gespritzt wird, wodurch diese schrumpfen.

10. Radiofrequenztherapie :
Sie verwendet Radiowellen, um die Dermis zu erwärmen, wodurch die Kollagenproduktion angeregt und die Haut gestrafft wird.

11. Microneedling :
Kleine Nadeln erzeugen Mikroverletzungen in der Haut, wodurch die Produktion von Kollagen und Elastin angeregt wird.

12. Haartransplantationen :
Bei Menschen, die unter Haarausfall oder dünner werdendem Haar leiden, können einzelne follikuläre Einheiten von einem Teil der Kopfhaut in einen anderen verpflanzt werden.

13. Kombinierte Therapien :
Häufig kombinieren Dermatologen verschiedene Verfahren, um optimale Ergebnisse zu erzielen, z. B. ein chemisches Peeling und eine anschließende Lasertherapie.

Diese Verfahren sind zwar ästhetisch ansprechend, erfordern jedoch genaue Fachkenntnisse und eine sorgfältige Beurteilung des Patienten. Eine gründliche Erstberatung, bei der Erwartungen und Risiken klar besprochen werden, ist entscheidend für die Sicherheit und Zufriedenheit des Patienten.

Chirurgische Techniken in der Dermatologie

Die dermatologische Chirurgie umfasst ein breites Spektrum an Verfahren, von kleineren Eingriffen bis hin zu komplizierteren Operationen. Diese Techniken werden hauptsächlich zur Behandlung von Hautläsionen eingesetzt, unabhängig davon, ob es sich um gutartige, präkanzeröse oder bösartige Hautveränderungen handelt. Hier ein Überblick über die in der Dermatologie häufig verwendeten chirurgischen Techniken :

1. Chirurgische Exzision :
Hierbei handelt es sich um die Entfernung einer Hautläsion unter Verwendung eines Skalpells. Nach der Exzision werden die Wundränder vernäht. Diese Technik wird häufig zur Entfernung von Zysten, Lipomen und bestimmten Hauttumoren eingesetzt.

2. Mohs-Chirurgie :

Dies ist eine präzise chirurgische Technik, die zur Behandlung von Hautkrebs, insbesondere des Basalzellkarzinoms und des Plattenepithelkarzinoms, eingesetzt wird. Dabei wird der Tumor Schicht für Schicht entfernt, wobei jede Schicht unter dem Mikroskop überprüft wird, bis keine Krebszellen mehr nachweisbar sind.

3. Kürettage und Elektrokauterisation :

Nachdem eine Läsion mit einer Kürette abgeschabt wurde, wird eine Elektrode verwendet, um den Bereich zu kauterisieren und die Blutung zu stoppen. Dies wird häufig zur Behandlung von seborrhoischen Keratosen und einigen oberflächlichen Karzinomen verwendet.

4. Hautbiopsie :

Ein kleiner Teil des Gewebes wird entfernt, um unter dem Mikroskop untersucht zu werden. Es gibt verschiedene Biopsietechniken wie die Stanzbiopsie, die Rasierbiopsie oder die Exzisionsbiopsie.

5. Kryochirurgie :

Mithilfe von flüssigem Stickstoff werden Hautläsionen "eingefroren" und zerstört. Sie wird häufig bei Warzen, aktinischen Keratosen und anderen gutartigen Läsionen eingesetzt.

6. Chirurgische Laser :

Einige Laser werden verwendet, um Hautläsionen zu entfernen, Krampfadern zu behandeln oder die Haut zu resurfacen.

7. Hauttransplantation :

Wenn eine große Fläche der Haut verloren geht oder beschädigt wird, kann eine Hauttransplantation erforderlich sein. Die Haut kann von einem anderen Teil des Körpers des Patienten entnommen werden.

8. Hautlappen :
Im Gegensatz zu Transplantaten verfügen Hautlappen über eine eigene Blutversorgung. Sie werden zum Bedecken von Substanzverlusten verwendet, insbesondere nach einer Mohs-Operation.

9. Fettabsaugung :
Obwohl sie häufiger mit Schönheitschirurgie in Verbindung gebracht wird, kann die Fettabsaugung auch in der Dermatologie zur Behandlung von Erkrankungen wie Lipödemen eingesetzt werden.

10. Dermabrasion :
Dabei handelt es sich um ein mechanisches Resurfacing der Haut zur Behandlung von Aknenarben, Falten und anderen Unvollkommenheiten.

11. Drainage und Inzision von Abszessen :
Bei einer Hautinfektion, die einen Abszess bildet, kann ein Einschnitt vorgenommen werden, um den Eiter abzulassen.

Dermatologische Operationen erfordern ein hohes Maß an Präzision, spezifisches Fachwissen und eine gründliche Beurteilung der Läsionen. Die Vermeidung von Komplikationen, die Nachsorge nach der Operation und eine effektive Kommunikation mit dem Patienten sind entscheidend für den Erfolg dieser Eingriffe.

Postoperative Pflege
und Vermeidung von Komplikationen

Die postoperative Pflege ist entscheidend, um eine optimale Heilung nach einem dermatologischen chirurgischen Eingriff zu gewährleisten. Eine gute Pflege sorgt nicht nur dafür, dass die Wunde heilt, sondern minimiert auch die Narbenbildung und beugt Komplikationen vor.

Hier ist ein flüssiger Vortrag zum Thema :
Nach einem dermatologischen chirurgischen Eingriff spielt die postoperative Pflege eine grundlegende Rolle für den Patienten. Selbst ein noch so kleiner Einschnitt stellt eine offene Tür zum Körper dar, und es ist zwingend erforderlich, eine Heilung unter den besten Bedingungen zu gewährleisten.

Reinigung der Wunde: Sauberkeit ist der erste Schutz vor Infektionen. Es ist sehr wichtig, den operierten Bereich vorsichtig mit einer milden antiseptischen Lösung zu reinigen, wie vom Hautarzt empfohlen. Vermeiden Sie aggressive Reibungen, die den empfindlichen Bereich beschädigen könnten.

Verbände: Je nach Art und Ort des Eingriffs sind sterile Verbände erforderlich. Sie haben eine Schutzfunktion, indem sie eine Kontamination der Wunde verhindern und eventuelle Exsudation absorbieren. Diese Verbände müssen regelmäßig und immer dann gewechselt werden, wenn sie nass oder verschmutzt sind.

Antibiotika: Um Infektionen vorzubeugen, kann in manchen Fällen eine lokale oder orale Antibiotikabehandlung verschrieben werden. Es ist entscheidend, dass Sie die empfohlene Dosierung einhalten und die Behandlung nicht vorzeitig abbrechen.

Schmerzmanagement: Wenn nach dem Eingriff Schmerzen auftreten, können Schmerzmittel verschrieben werden. Es ist jedoch wichtig, Medikamente zu vermeiden, die Blutungen fördern können, wie z. B. Aspirin.

Verringerung der Schwellung: Nach bestimmten Eingriffen können Schwellungen auftreten. Die Anwendung von kalten Kompressen oder das Hochlagern des operierten Bereichs kann helfen, die Entzündung zu verringern.

Einschränkung der körperlichen Aktivität: Um Spannungen auf der Wunde zu vermeiden und eine optimale Wundheilung zu fördern, kann es notwendig sein, bestimmte Bewegungen oder Aktivitäten für einen bestimmten Zeitraum einzuschränken.

Sonnenschutz: Die frisch operierte Haut ist besonders empfindlich gegenüber UV-Strahlen. Sonnenschutz ist daher wichtig, um einer Hyperpigmentierung oder Verfärbung der Narbe vorzubeugen.

Überwachung: Alle abnormalen Anzeichen, wie übermäßige Rötung, Nässen, lokale Wärme oder vermehrte Schmerzen, sollten umgehend gemeldet werden. Dies sind potenzielle Indikatoren für Komplikationen, z. B. Infektionen.

Feuchtigkeitsversorgung und Narbenpflege: Wenn die Wunde gut verheilt ist, kann das regelmäßige Auftragen einer Feuchtigkeitscreme oder eines speziellen Produkts das Aussehen der Narbe verbessern.

Die Vermeidung von Komplikationen hängt weitgehend von einer engen Zusammenarbeit zwischen dem Patienten und dem Angehörigen der Gesundheitsberufe ab. Wenn der Patient die Ratschläge nach der Operation genau befolgt und eine offene Kommunikation mit seinem Hautarzt pflegt, maximiert er seine Chancen auf eine reibungslose Heilung und ein zufriedenstellendes kosmetisches Ergebnis.

Kapitel 10:
HERAUSFORDERUNGEN UND ETHIK IN DER DERMATOLOGIE

Verwaltung von Patienten mit chronischen Krankheiten

Der Umgang mit Patienten mit chronischen Hauterkrankungen erfordert einen ganzheitlichen Ansatz, der nicht nur die körperlichen Aspekte der Krankheit berücksichtigt, sondern auch die psychologischen, sozialen und emotionalen Auswirkungen, die sie mit sich bringen kann. Hier ist eine fließende Erkundung des Umgangs mit diesen Patienten :

Als größtes Organ des Körpers und sichtbare Schnittstelle zur Außenwelt spielt die Haut eine wesentliche Rolle für unsere Identität und Selbstwahrnehmung. Wenn sie durch eine chronische Krankheit beeinträchtigt wird, kann dies tiefgreifende Auswirkungen auf die Lebensqualität des Patienten haben.

Umfassende Beurteilung: Der erste Schritt der Behandlung besteht in einer umfassenden Beurteilung der Art, des Schweregrads und der Auswirkungen der Hauterkrankung. Diese Beurteilung umfasst eine ausführliche medizinische Anamnese, eine klinische Untersuchung und ggf. diagnostische Tests.

Individueller Behandlungsplan: Jeder Patient ist einzigartig und es ist wichtig, einen Behandlungsplan zu erstellen, der auf seine speziellen Bedürfnisse zugeschnitten ist. Dies kann topische Medikamente, systemische Therapien, Phototherapie-Sitzungen oder sogar chirurgische Eingriffe umfassen.

Psychologische Unterstützung: Chronische Hauterkrankungen können sich stark auf das emotionale Wohlbefinden des Patienten auswirken. Psychologische Unterstützung anzubieten, sei es in Form von Einzelberatungen oder Selbsthilfegruppen, ist von entscheidender Bedeutung. In manchen Fällen kann eine Betreuung durch einen Psychologen oder Psychiater von Vorteil sein.

Patientenbildung : Das Selbstmanagement ist eine Schlüsselkomponente bei der Behandlung chronischer Krankheiten. Die Aufklärung des Patienten über seine Krankheit, die verfügbaren Behandlungsmethoden und Selbsthilfemaßnahmen kann die Therapietreue und die Lebensqualität erheblich verbessern.

Regelmäßige Nachsorge: Chronische Krankheiten erfordern eine kontinuierliche Überwachung, um die Wirksamkeit der Behandlung zu beurteilen, mögliche Komplikationen zu erkennen und den Pflegeplan entsprechend anzupassen.

Offene Kommunikation: Eine vertrauensvolle Beziehung zwischen dem Patienten und dem Pflegeteam ist von entscheidender Bedeutung. Durch offene Kommunikation wird sichergestellt, dass die Bedenken, Fragen und Bedürfnisse des Patienten angesprochen und berücksichtigt werden.

Umgang mit Exazerbationen : Bei chronischen Krankheiten kann es zu Perioden von Exazerbationen kommen. Darauf vorbereitet zu sein und zu wissen, wie man mit diesen Zeiten umgeht, kann die damit verbundene Angst verringern und die Ergebnisse verbessern.

Integrierte Versorgung: Patienten mit chronischen Hauterkrankungen müssen unter Umständen von mehreren Spezialisten betreut werden. Die Gewährleistung einer effektiven Kommunikation und Koordination zwischen den verschiedenen Gesundheitsdienstleistern ist von entscheidender Bedeutung.

Vorbeugung und Aufklärung: Die **Aufklärung** des Patienten über mögliche Auslöser und vorbeugende Maßnahmen kann dazu beitragen, die Häufigkeit und Schwere der Schübe zu verringern.

Soziale Implikationen: Hauterkrankungen können sich auf das soziale und berufliche Leben des Patienten auswirken. Das Anbieten von Beratung zum Umgang mit diesen Herausforderungen ist von grundlegender Bedeutung.

Der Umgang mit Patienten, die an chronischen Hauterkrankungen leiden, erfordert einen empathischen, integrativen und evidenzbasierten Ansatz. Indem sie den Schwerpunkt auf Verständnis, Unterstützung und Zusammenarbeit legen, können Angehörige der Gesundheitsberufe diesen Patienten helfen, ein möglichst normales und erfülltes Leben zu führen.

Ethische Fragen
mit der Kosmetologie verbunden

Die Kosmetologie, die das Studium und die Anwendung kosmetischer Behandlungen zur Verbesserung oder Veränderung des Aussehens umfasst, ist ein Bereich, der sich ständig weiterentwickelt und einer einzigartigen Reihe von ethischen Fragen unterliegt. Hier ist eine flüssige Erkundung einiger der ethischen Bedenken, die in diesem Bereich häufig auftreten :

Das Streben nach Schönheit und Perfektion ist fast so alt wie die Menschheit selbst. Im Zeitalter der fortgeschrittenen Technologie, der sozialen Medien und der allgegenwärtigen Werbung hat dieses Streben jedoch eine neue Dimension erreicht. Die Kosmetologie, die an der Schnittstelle zwischen medizinischer Wissenschaft, Kunst und Kommerz angesiedelt ist, steht vor unzähligen ethischen Dilemmas.

Schönheitsstandards: Die Kosmetologie wird häufig von schwankenden Schönheitsstandards beeinflusst, die von den Medien und der Populärkultur vermittelt werden. Können diese Standards einen ungebührlichen sozialen Druck auslösen oder unrealistische Schönheitsideale schaffen? Und wie steht es um die Förderung von Vielfalt und Selbstakzeptanz?

Informierte Zustimmung: Jede kosmetische Behandlung, ob invasiv oder nicht, ist mit Risiken verbunden. Erhalten die Patienten alle Informationen, die sie benötigen, um eine informierte Entscheidung zu treffen? Ist der Wunsch eines Patienten nach einem Verfahren wirklich autonom oder wird er von externen Faktoren beeinflusst?

Zugang zu Behandlungen : Kosmetische Behandlungen sind oft teuer, was die Frage nach der Gerechtigkeit aufwirft. Sollten qualitativ hochwertige kosmetische Behandlungen für alle zugänglich sein, unabhängig von ihrer finanziellen Leistungsfähigkeit?

Ausbildung und Kompetenz: Da ästhetische Verfahren immer beliebter werden, bieten viele Anbieter ihre Dienste an, ohne über die erforderliche Ausbildung oder Expertise zu verfügen. Wie können Patientensicherheit und Professionalität in diesem Bereich gewährleistet werden?

Kommerzielle Ausbeutung: Die Vermarktung kosmetologischer Dienstleistungen kann manchmal die Vorteile übertreiben oder die Risiken herunterspielen und so zu unklugen Entscheidungen führen. Wo liegt die Grenze zwischen ethischer Werbung und Manipulation?

Forschung und Innovation: Sollte die Forschung im Bereich der Kosmetologie denselben strengen ethischen Normen unterliegen wie die medizinische Forschung? Und wie kann sichergestellt werden, dass neue Techniken oder Produkte sicher sind, bevor sie auf breiter Front angenommen werden?

Psychologische Auswirkungen: Es ist entscheidend zu erkennen, dass nicht alle Probleme mit dem Selbstwertgefühl oder der Körperwahrnehmung durch kosmetische Eingriffe behoben werden können. Wie kann sichergestellt werden, dass Patienten die richtige psychologische Unterstützung erhalten, bevor sie sich für Verfahren entscheiden?

Verfahren bei Minderjährigen: Kosmetische Eingriffe bei Minderjährigen werfen zusätzliche ethische Fragen auf. Inwieweit kann ein Jugendlicher eine informierte Zustimmung zu einem Eingriff geben, der langfristige Auswirkungen haben wird?

Nachhaltig und ethisch: In einer Ära des Umweltbewusstseins ist es auch von entscheidender Bedeutung, die ökologischen Auswirkungen kosmetologischer Produkte und Verfahren zu betrachten. Sind sie nachhaltig? Werden die Produkte an Tieren getestet?

Angesichts dieser Dilemmas muss die Kosmetologie ihre Praktiken ständig evaluieren und neu bewerten. Die Achtung der Patientenautonomie, die Verpflichtung zur beruflichen Integrität und die Anerkennung der breiteren gesellschaftlichen Auswirkungen des Fachgebiets sind entscheidend, um in diesen ethisch komplexen Gewässern zu navigieren.

Kontinuität der Pflege und psychologische Unterstützung

Kontinuierliche Pflege und psychologische Unterstützung spielen in der Dermatologie, wie auch in anderen medizinischen Disziplinen, eine entscheidende Rolle, um eine umfassende und ganzheitliche Patientenversorgung zu gewährleisten. Lassen Sie uns diese Konzepte aus einer fließenden und integrierten Perspektive angehen.

Die Haut, der stille Zeuge unseres Lebens, ist weit mehr als nur ein Schutzschild gegen äußere Einflüsse. Sie spiegelt unsere Geschichte, unsere Gesundheit und in vielen Fällen auch unsere inneren Sorgen wider. Die Dermatologie darf sich daher nicht auf die Behandlung von Hauterkrankungen beschränken, sondern muss auch den Menschen hinter der Haut berücksichtigen.

Kontinuität der Pflege
Die Kontinuität der Versorgung bezieht sich auf eine koordinierte und lückenlose Versorgung, die weit über die erste Konsultation hinausgeht. Sie ist entscheidend für :

 Vertrauen aufbauen: Ein Patient, der weiß, dass er regelmäßig von einem Ärzteteam betreut wird, ist eher bereit, sich an einen Behandlungsplan zu halten und seine Bedenken mitzuteilen.

 Behandlung chronischer Erkrankungen: Viele dermatologische **Erkrankungen, wie z. B.** Schuppenflechte oder Ekzeme, bedürfen einer langfristigen Betreuung. Die Kontinuität der Pflege gewährleistet eine optimale und dem Krankheitsverlauf angepasste Behandlung.

 Komplikationen vorbeugen : Durch regelmäßige Konsultationen können Anzeichen einer Verschlimmerung oder Nebenwirkungen der Behandlung frühzeitig erkannt werden, was ein rasches Eingreifen ermöglicht.

Psychologische Unterstützung
Die Rolle der psychologischen Unterstützung in der Dermatologie ist zweigeteilt:

 Umgang mit emotionalen Auswirkungen: Die sichtbaren und manchmal stigmatisierenden Hauterkrankungen können tiefgreifende Auswirkungen auf das Selbstwertgefühl, das Körperbild und die Lebensqualität haben. Psychologische Unterstützung hilft den Patienten, mit diesen Herausforderungen umzugehen, und gibt ihnen Werkzeuge an die Hand, um ihre Resilienz und ihr Wohlbefinden zu stärken.

Die zugrunde liegende Ursache verstehen : Einige Hauterkrankungen können durch Stress oder andere emotionale Faktoren verschlimmert werden. Psychologische Unterstützung kann helfen, diese Auslöser zu erkennen und Strategien zu entwickeln, um damit umzugehen.

Die Zusammenarbeit zwischen Dermatologen, dermatologischen Krankenpflegern und Fachkräften für psychische Gesundheit ist daher von entscheidender Bedeutung. Sie ermöglicht es, dem Patienten eine integrierte Behandlung anzubieten, die über die bloße Behandlung von Hautsymptomen hinausgeht und den Menschen in seiner Gesamtheit erfasst.

In einer Welt, in der die Medizin manchmal zur Fragmentierung neigt, erinnern kontinuierliche Pflege und psychologische Unterstützung daran, wie wichtig es ist, den Patienten als eine untrennbare Einheit von Körper und Geist zu sehen. In der Dermatologie ist dieser ganzheitliche Ansatz nicht nur vorteilhaft, sondern für das langfristige Wohlbefinden der Patienten von entscheidender Bedeutung.

Kapitel 11:
PSYCHOLOGIE
UND EMOTIONALE UNTERSTÜTZUNG

Psychologische Auswirkungen Hauterkrankungen

Hauterkrankungen können als sichtbare und oft dauerhafte Erscheinungen tiefgreifende Auswirkungen auf das psychologische Wohlbefinden eines Menschen haben. Im Gegensatz zu anderen Krankheiten, die für die Augen der Welt unsichtbar bleiben können, sind Hautprobleme oft sofort sichtbar und schaffen eine Reihe einzigartiger psychologischer Herausforderungen. Lassen Sie uns in die psychologischen Auswirkungen von Hauterkrankungen eintauchen.

Die Haut ist weit mehr als nur eine physische Barriere; sie ist auch ein Spiegel unserer Gefühle, unserer Geschichte und in vielerlei Hinsicht unserer Identität. Wenn sie von einer Erkrankung gezeichnet ist, kann dies nicht nur unser Aussehen, sondern auch unsere Selbstwahrnehmung verändern.

Stigmatisierung und soziale Isolation

Hauterkrankungen können zu Stigmatisierung führen. Zustände wie Psoriasis, Vitiligo oder schwere Akne können oft neugierige Blicke oder sogar abfällige Kommentare auf sich ziehen. Einige Patienten fühlen sich möglicherweise beurteilt oder missverstanden, was dazu führen kann, dass sie sich sozial isolieren, um der Beurteilung zu entgehen.

Selbstwertgefühl und Körperbild

Die Haut spielt eine entscheidende Rolle für unser Körperbild. Hauterkrankungen können zu einem verminderten Selbstwertgefühl führen, insbesondere in einer Gesellschaft, in der ästhetische Perfektion oft auf ein Podest gestellt wird. Einzelne Personen können sich weniger attraktiv fühlen, was sich auf ihr Vertrauen in zwischenmenschliche Beziehungen und in die Liebe auswirken kann.

Stress und Depressionen

Es besteht eine bidirektionale Beziehung zwischen Stress und Hauterkrankungen. Stress kann viele dermatologische Erkrankungen verschärfen, während das Vorhandensein dieser Erkrankungen wiederum das Stress- und Angstniveau erhöhen kann. In einigen Fällen kann sich der psychische Distress zu einer klinischen Depression entwickeln.

Auswirkungen auf den Beruf

Manche Menschen fühlen sich durch ihre Hauterkrankung in der Berufswelt benachteiligt, insbesondere in Berufen, in denen das Aussehen eine zentrale Rolle spielt. Dies kann ihre Karrierechancen oder ihren Wunsch nach beruflichem Aufstieg einschränken.

Vermeidungsverhalten

Scham oder Verlegenheit können Menschen mit Hauterkrankungen zu Vermeidungsverhalten veranlassen: Sie können soziale Einladungen ablehnen, bestimmte Aktivitäten (z. B. Schwimmen) vermeiden oder sich so kleiden, dass sie ihre Haut vollständig verbergen.

Die psychologischen Auswirkungen von Hauterkrankungen zu erkennen ist entscheidend, um den Patienten eine umfassende Behandlung anbieten zu können. Die Behandlung sollte sich nicht nur auf die körperlichen Symptome konzentrieren, sondern auch auf die emotionale Unterstützung, um den Patienten zu helfen, ein positives Selbstbild zu erlangen und besser mit den Auswirkungen ihrer Erkrankung auf ihr tägliches Leben umzugehen.

Ganzheitlicher Ansatz für den Patienten : jenseits der Haut

Der ganzheitliche Patientenansatz in der Dermatologie erkennt an, dass jedes Individuum eine komplexe Einheit ist, bei der Körper, Geist und Umwelt ständig miteinander interagieren. Während sich die Dermatologie traditionell auf die Behandlung von Hauterkrankungen konzentriert, geht eine ganzheitliche Sichtweise weit über die Haut hinaus und umfasst die emotionalen, psychologischen, sozialen und sogar spirituellen Auswirkungen von Hauterkrankungen auf den Einzelnen. Lassen Sie uns in diesen ganzheitlichen Ansatz eintauchen.

Der Mensch ist weit mehr als die Summe seiner Teile, er ist ein multidimensionales Wesen. In der Dermatologie kommt der ganzheitliche Ansatz wie eine Erinnerung daran, dass hinter jeder Hauterkrankung ein Mensch mit seiner eigenen Geschichte, seinen Herausforderungen, Hoffnungen und Ängsten steht.

Emotionale und psychologische Dimension

Wie wir bereits untersucht haben, können Hauterkrankungen einen tiefgreifenden Einfluss auf das Selbstwertgefühl, das Körperbild und das emotionale Wohlbefinden haben. Ein ganzheitlicher Ansatz erkennt diese Herausforderungen und versucht, sie anzugehen, vielleicht durch die Integration von kognitiver Verhaltenstherapie, Entspannungstechniken oder Sitzungen mit einem Psychologen.

Soziale Dimension

Die Haut, die oft als unsere "Visitenkarte" bezeichnet wird, spielt eine Rolle bei unseren sozialen Interaktionen. Hauterkrankungen können die Art und Weise beeinflussen, wie eine Person mit anderen interagiert, sich isoliert oder Stigmatisierung empfindet. Eine ganzheitliche Sichtweise einzunehmen bedeutet auch, den Patienten beim Wiederaufbau seiner Beziehungen zu unterstützen und ihm zu helfen, sich selbstbewusst in der sozialen Welt zu bewegen.

Körperliche Dimension

Über die offensichtlichen Hautsymptome hinaus ist es entscheidend, die zugrunde liegenden Ursachen zu verstehen, die manchmal mit anderen medizinischen Erkrankungen, hormonellen Ungleichgewichten oder Umweltfaktoren zusammenhängen können. Eine gesunde Ernährung, Bewegung und eine angemessene Hautpflege gehören ebenfalls zu dieser Dimension.

Spirituelle Dimension

Für manche Menschen kann ihre Haut und ihr Zustand mit tieferen Fragen nach Sinn, Zweck oder Spiritualität verbunden sein. Diese Dimension zu respektieren und zu erforschen kann manchen Patienten zusätzliche Unterstützung bieten und ihnen helfen, einen Sinn oder Akzeptanz angesichts ihres Zustands zu finden.

Dimension der Umwelt

Die Umwelt spielt eine wesentliche Rolle für die Gesundheit der Haut. Ein ganzheitlicher Ansatz berücksichtigt Faktoren wie die Sonneneinstrahlung, Umweltallergene, die Luftqualität und sogar die verwendeten Kosmetikprodukte.

Ein ganzheitlicher Ansatz in der Dermatologie erkennt den Patienten in seiner Gesamtheit an. Er versucht, nicht nur die Hauterkrankung zu behandeln, sondern auch die vielen Herausforderungen, denen sich der Patient in seinem täglichen Leben gegenübersieht, zu verstehen und darauf einzugehen. Dieser integrierte und patientenzentrierte Ansatz ist entscheidend für eine wirklich transformative und umfassende Behandlung.

Emotionale Unterstützung bieten und passende Beratung

Emotionale Unterstützung und angemessene Beratung sind Schlüsselelemente der Patientenbetreuung, insbesondere im Bereich der Dermatologie. Das Aussehen der Haut als wichtiger Bestandteil der visuellen Identität einer Person kann das psychologische Wohlbefinden tiefgreifend beeinflussen. Im Folgenden wird erläutert, wie emotionale Unterstützung und angemessene Beratung mit Mitgefühl und Professionalität in die Patientenbetreuung integriert werden können.

Einfühlsames Zuhören
Einer der ersten Schritte, um emotionale Unterstützung zu leisten, besteht darin, dem Patienten einfach nur zuzuhören. Indem der Krankenpfleger oder Arzt dem Patienten Raum und Zeit gibt, seine Sorgen, Ängste und Frustrationen mitzuteilen, baut er eine vertrauensvolle Beziehung auf.

Validierung von Gefühlen
Die mit Hauterkrankungen verbundenen Gefühle können komplex sein. Es ist wichtig, die Gefühle der Patienten zu validieren, ihre Sorgen als legitim anzuerkennen und ihre Erfahrungen niemals zu verharmlosen.

Stellen Sie Informationen zur Verfügung.
Unsicherheit und ein Mangel an Informationen können Angstzustände verstärken. Die Bereitstellung klarer, verständlicher und ehrlicher Informationen über die Diagnose, die Behandlung und die Erwartungen kann dazu beitragen, die Angst des Patienten zu verringern.

Techniken zur Stressbewältigung
Das Erlernen einfacher Techniken zur Stressbewältigung wie tiefes Atmen, Meditation oder das Führen eines Tagebuchs kann zusätzliche emotionale Unterstützung bieten.

Selbsthilfegruppen und Therapie

Die Überweisung von Patienten an Selbsthilfegruppen, die speziell auf ihre Hauterkrankung ausgerichtet sind, oder an psychosoziale Fachkräfte kann ihnen wertvolle Ressourcen für den Umgang mit ihren Emotionen bieten.

Beratung zur Körperpflege

Über die medizinische Behandlung hinaus kann die Bereitstellung von Ratschlägen zur Hautpflege, zu geeigneten Routinen und empfohlenen Produkten dem Patienten helfen, sich mehr unter Kontrolle über seinen Zustand zu fühlen.

Umgang mit Erwartungen

Es ist von entscheidender Bedeutung, die erwarteten Behandlungsergebnisse ehrlich zu besprechen. Wenn ein Patient unrealistische Erwartungen hat, ist es entscheidend, diese neu auszurichten, um zukünftige Enttäuschungen zu vermeiden.

Fortlaufende Schulungen

Die kontinuierliche Fortbildung von Gesundheitsfachkräften zu den psychologischen Aspekten von Hauterkrankungen kann die Qualität der geleisteten Pflege verbessern.

Die Behandlung von Hauterkrankungen geht weit über die physische Behandlung hinaus. Das Erkennen und Eingehen auf die emotionalen Bedürfnisse der Patienten ist ebenso entscheidend, um einen umfassenden und einfühlsamen Pflegeansatz zu gewährleisten. Indem sie emotionale Unterstützung und angemessene Beratung in den Behandlungspfad integrieren, können Fachkräfte den Patienten helfen, sich mit Zuversicht und Hoffnung durch ihre Herausforderungen zu navigieren.

Kapitel 12:
VIELFALT UND SPEZIFISCHE HAUTPFLEGE

Ethnische Unterschiede und Besonderheiten der Hautpflege

Die Haut, das größte Organ unseres Körpers, ist für jeden Menschen einzigartig und trägt Spuren unserer Herkunft, Vererbung und Geschichte in sich. Die Eigenschaften der Haut, einschließlich ihrer Farbe, Beschaffenheit und Reaktionsfähigkeit, sind bei verschiedenen ethnischen Gruppen unterschiedlich, was sich auf Hauterkrankungen, deren Diagnose und Behandlung auswirken kann. Daher ist es von entscheidender Bedeutung, die ethnischen Unterschiede und die Besonderheiten der Hautpflege zu verstehen, um eine angemessene und wirksame dermatologische Pflege anbieten zu können.

Hautmerkmale nach ethnischer Zugehörigkeit

Pigmentierung: Menschen afrikanischer, asiatischer oder lateinamerikanischer Herkunft haben in der Regel eine melaninreichere Haut, was ihnen einen natürlichen Schutz vor den UV-Strahlen der Sonne verleiht. Allerdings sind sie dadurch auch anfälliger für Pigmentstörungen wie die postentzündliche Hyperpigmentierung.

Textur und Poren: Unterschiede in der Textur und der Porengröße können die Prävalenz bestimmter Hauterkrankungen beeinflussen. So wird asiatische Haut oft als feinporiger angesehen, was die Reaktion auf bestimmte Schönheitsbehandlungen beeinflussen kann.

Empfindlichkeit: Bestimmte ethnische Gruppen können anfälliger für bestimmte Hauterkrankungen sein oder anders auf Behandlungen reagieren.

Hauterkrankungen und ihre Behandlung nach ethnischer Zugehörigkeit

Störungen der Pigmentierung: Behandlungen zur Aufhellung von hyperpigmentierten Bereichen sollten mit Vorsicht angewendet werden, um eine Depigmentierung oder ungleichmäßige Pigmentierung zu vermeiden.

Narbenbildung: Menschen mit dunklerer Haut sind manchmal anfälliger für keloide oder hypertrophe Narben. Die Behandlung muss angepasst werden, um dieses Risiko zu minimieren.

Hautalterung: Die Art und Weise, wie die Haut altert, kann je nach ethnischer Zugehörigkeit variieren, mit Unterschieden im Auftreten von Falten, Hautlaxheit und braunen Flecken.

Besonderheiten der Hautpflege

Sonnenschutz: Auch wenn dunklere Hauttypen einen natürlichen Schutz vor UV-Strahlen haben, ist die Verwendung von Sonnenschutzmitteln zur Vorbeugung von Hautkrebs und Pigmentstörungen unerlässlich.

Produkte, die die Haut aufhellen: Es ist wichtig, Produkte zu wählen, die so formuliert sind, dass sie Reizungen minimieren und Pigmentstörungen vorbeugen.

Feuchtigkeitsspendende Pflege: Schwarze Haut kann oft "aschfahl" aussehen, wenn sie trocken ist. Die regelmäßige Anwendung geeigneter Feuchtigkeitscremes hilft.

Die Bereitstellung einer angemessenen dermatologischen Versorgung erfordert ein tiefgreifendes Verständnis der ethnischen Unterschiede und der Besonderheiten der Hautpflege. Gesundheitsfachkräfte müssen sich ständig weiterbilden und ihren Patienten zuhören, um auf ihre einzigartigen Bedürfnisse einzugehen und die bestmöglichen Ergebnisse zu gewährleisten.

Pigmentstörungen und spezifische Anliegen

Pigmentstörungen umfassen ein breites Spektrum von Hauterkrankungen, die durch eine abnormale Pigmentierung der Haut gekennzeichnet sind. Diese Störungen können das Ergebnis einer erhöhten, verminderten oder schlecht verteilten Produktion von Melanin sein, dem Pigment, das für die Färbung der Haut, der Haare und der Augen verantwortlich ist. Diese Zustände können aufgrund ihrer Sichtbarkeit und ihres manchmal dauerhaften Charakters einen erheblichen Einfluss auf das Selbstwertgefühl und die Lebensqualität des Einzelnen haben.

Die wichtigsten Pigmentstörungen

Melasma: Auch bekannt als "Schwangerschaftsmaske", ist eine braune oder gräuliche Hyperpigmentierung, die meist im Gesicht auftritt. Sie tritt häufig bei Schwangeren, Anwenderinnen oraler Kontrazeptiva und Frauen auf, die eine Hormonersatztherapie einnehmen.

Postinflammatorische Hyperpigmentierung (HPI): Hierbei handelt es sich um eine Hautreaktion auf eine Entzündung oder Verletzung, die nach Erkrankungen wie Akne, Hautausschlägen oder Verletzungen auftreten kann. Sie kann sich in Form von dunklen Flecken auf der Haut äußern.

Vitiligo: Bei dieser Erkrankung verlieren Teile der Haut ihre Pigmentierung, wodurch sich verfärbte Bereiche bilden. Die genauen Ursachen sind noch Gegenstand der Forschung, aber eine genetische

Veranlagung und eine Autoimmunreaktion scheinen beteiligt zu sein.

Sommersprossen und Lentigines: Diese kleinen braunen Flecken werden in der Regel durch Sonneneinstrahlung verursacht und sind bei Menschen mit heller Haut häufiger anzutreffen.

Albinismus: Dies ist ein genetischer Zustand, der zu einem vollständigen oder teilweisen Fehlen von Melanin in der Haut, den Haaren und den Augen führt.

Spezifische Bedenken im Zusammenhang mit Pigmentstörungen

Psychologische Auswirkungen: Die Sichtbarkeit von Pigmentstörungen kann zu Verlegenheit, Scham oder mangelndem Selbstbewusstsein führen.

Sonnenempfindlichkeit: Bereiche, die von Erkrankungen wie Vitiligo betroffen sind, sind sonnenempfindlicher, was das Risiko von Sonnenbrand und Hautkrebs erhöht.

Wahl der Behandlung: Die Wahl der Behandlung von Pigmentstörungen muss individuell und mit Vorsicht erfolgen, da einige Behandlungen, wenn sie nicht richtig angewendet werden, die Hyperpigmentierung verschlimmern oder andere Nebenwirkungen verursachen können.

Vorbeugung: In einigen Fällen ist eine aktive Vorbeugung möglich. Zum Beispiel kann die Vermeidung von übermäßiger Sonneneinstrahlung einer Verschlimmerung von Melasma vorbeugen.

Pigmentstörungen sind zwar oft nicht lebensbedrohlich, können aber tiefgreifende Auswirkungen auf das Wohlbefinden des Einzelnen haben. Eine ganzheitliche Behandlung, die eine klinische Beurteilung, geeignete Behandlungen, psychologische Unterstützung und Ratschläge zur Vorbeugung und täglichen Pflege umfasst, ist von entscheidender Bedeutung, um den Patienten zu helfen, mit diesen Erkrankungen umzugehen und ihr Selbstvertrauen wiederzuerlangen.

Umgang mit Vielfalt
mit Sensibilität und Kompetenz

Ein sensibler und kompetenter Umgang mit Vielfalt ist in unserer modernen, vernetzten Welt nicht nur eine Notwendigkeit, sondern auch eine Tugend. In einer Gesellschaft, in der unsere Nachbarn, Kollegen und Freunde aus den unterschiedlichsten Bereichen kommen, ist das Verstehen und Respektieren von Unterschieden grundlegend für den Aufbau einer harmonischen Gemeinschaft. Jeder Einzelne bringt ein Mosaik aus Erfahrungen, Traditionen und Perspektiven mit, das die kollektive Tapestry unserer Menschheit bereichert.

Das Wesen der Sensibilität für Vielfalt liegt in der Erkenntnis, dass jeder Mensch einzigartig ist und seine eigene Geschichte hat. Es geht nicht nur um Hautfarbe, ethnische Herkunft oder religiösen Glauben. Es geht auch um das Geschlecht, die sexuelle Orientierung, das Alter, die körperlichen und geistigen Fähigkeiten, die Bildung und so viele andere Facetten, die unsere Identität prägen. Wenn wir einen offenen Ansatz verfolgen, neugierig Fragen stellen und aufmerksam zuhören, beginnen wir, die Erfahrungen anderer zu verstehen, Stereotypen abzubauen und Vorurteile zu beseitigen.

Kompetenz hingegen erfordert kontinuierliche Bildung. In einer sich ständig verändernden Welt ist es unerlässlich, proaktiv nach Informationen zu suchen, an Schulungen teilzunehmen und sich an Dialogen zum Thema Vielfalt zu beteiligen. Dadurch werden wir nicht nur mit verschiedenen Kulturen und Traditionen vertraut, sondern können auch die Herausforderungen verstehen, mit denen bestimmte

Gemeinschaften konfrontiert sind. Diese Fähigkeit hilft uns, respektvoller und effektiver mit Menschen mit unterschiedlichem Hintergrund zu interagieren.

Der sensible und kompetente Umgang mit Vielfalt geht jedoch über die persönliche Interaktion hinaus. Es erstreckt sich auch auf unsere Arbeitsplätze, Schulen und Gemeinden. Indem wir integrative Umgebungen schaffen, die Vielfalt fördern und allen die gleichen Chancen bieten, bauen wir starke Strukturen auf, die die reiche Vielfalt unserer Gesellschaft widerspiegeln. Letztendlich sind Diversitätsbewusstsein und Kompetenz nicht nur individuelle Eigenschaften, sondern auch die Säulen, auf denen eine ausgewogene, gerechte und florierende Gesellschaft ruht.

Kapitel 13:
TECHNOLOGIE IN DER DERMATOLOGIE

Die neuesten diagnostischen Hilfsmittel

Wie viele andere Zweige der Medizin hat auch die Dermatologie in den letzten Jahrzehnten eine bemerkenswerte Entwicklung in Bezug auf die diagnostischen Instrumente erlebt. Technologische Fortschritte haben die Genauigkeit der Diagnosen verbessert, nicht-invasive Lösungen ermöglicht und die Patientenversorgung optimiert. In einem flüssigen Stil wollen wir einige der neuesten diagnostischen Werkzeuge in der Dermatologie erkunden.

Das **Dermatoskop** ist für viele Dermatologen zu einem unverzichtbaren Hilfsmittel geworden. Es handelt sich dabei um ein optisches Gerät, das die Untersuchung der Haut in einem vergrößerten Maßstab ermöglicht. Mithilfe der Dermatoskopie können Ärzte Hautstrukturen erkennen, die mit dem bloßen Auge nicht sichtbar sind, und so die Früherkennung von Melanomen und anderen Hauttumoren verbessern.

Ein weiterer Technologiesprung war die Einführung der **Bildgebung mit optischer Kohärenztomographie (OCT)**. Diese Technik liefert Querschnittsbilder der Haut, die ähnliche Details wie eine mikroskopische Biopsie liefern, jedoch ohne chirurgischen Eingriff. Die OCT ist besonders nützlich, um das Fortschreiten von Krankheiten und die Wirksamkeit von Behandlungen zu überwachen.

Die **multispektrale Bildgebung** ist eine innovative Methode, die verschiedene Wellenlängen des Lichts nutzt, um die Haut zu untersuchen. Sie ist in der Lage,

Veränderungen im Gewebe zu erkennen, lange bevor sie mit bloßem Auge sichtbar werden, und hilft so bei der Früherkennung verschiedener Hauterkrankungen.

Die **Raman-Spektroskopie** ist eine aufstrebende Technik, die Molekülschwingungen analysiert, um Informationen über die biochemische Zusammensetzung von Gewebe zu erhalten. Obwohl sie sich noch in der Entwicklung befindet, könnte sie die Diagnose von Krankheiten wie Hautkrebs revolutionieren.

Schließlich beginnen auch die **künstliche Intelligenz** (KI) und das maschinelle Lernen eine Rolle in der Dermatologie zu spielen. Durch die Kombination großer Datenbanken mit Hautbildern und leistungsstarken Algorithmen kann die KI dabei helfen, Krankheiten mit einer Genauigkeit zu identifizieren, die manchmal gleich oder besser ist als die von menschlichen Experten. Obwohl diese Technologie in der Dermatologie noch in den Kinderschuhen steckt, ist ihr Potenzial unbestreitbar.

Diagnostische Werkzeuge in der Dermatologie haben einen langen Weg zurückgelegt und bieten medizinischem Fachpersonal genauere, schnellere und nichtinvasive Möglichkeiten zur Untersuchung und Behandlung von Hauterkrankungen. Da sich die Technologie weiterentwickelt, ist zu erwarten, dass diese Werkzeuge noch ausgefeilter werden und die Art und Weise, wie wir mit der Gesundheit der Haut umgehen, verändern.

Telemedizin und Konsultation aus der Ferne

Die Telemedizin, diese Verschmelzung von Technologie und Medizin, ist zu einem wesentlichen Pfeiler der modernen medizinischen Landschaft geworden. Insbesondere im

Zusammenhang mit der Dermatologie hat die Fernkonsultation neue Wege in der Gesundheitsversorgung eröffnet. Lassen Sie uns dieses Thema in einem fließenden Übergang angehen und die wachsende Bedeutung der Telemedizin und der Fernkonsultation in der Dermatologie hervorheben.

Stellen Sie sich eine Welt vor, in der Sie, wenn Sie mit einem beunruhigenden Hautausschlag oder einem sich verändernden Muttermal konfrontiert werden, nicht wochenlang auf einen persönlichen Termin warten müssen. Dank der Telemedizin ist diese Welt unsere heutige Realität. Mit einem einfachen Foto oder einer kurzen Videokonferenz können Sie sich direkt mit Ihrem Hautarzt austauschen und so von einer schnellen und oft präzisen Diagnose profitieren.

Telemedizin erfüllt nicht nur das Bedürfnis nach Bequemlichkeit, sondern auch das nach Erreichbarkeit. Für Menschen, die in abgelegenen Gebieten leben oder Schwierigkeiten haben, sich fortzubewegen, sind Fernkonsultationen ein Rettungsanker. Diese Art der medizinischen Versorgung beseitigt geografische Barrieren und macht die Dermatologie für jeden zugänglich, unabhängig vom Wohnort.

Die Wirksamkeit der Telemedizin in der Dermatologie wird durch die visuelle Natur des Fachgebiets verstärkt. Oft sagt ein Bild mehr als tausend Worte, besonders wenn es um Hautprobleme geht. Dermatologen können auf der Grundlage von hochauflösenden Bildern oder Videos in Echtzeit beurteilen, diagnostizieren und sogar eine Behandlung verschreiben, wodurch sich die Notwendigkeit persönlicher Konsultationen in vielen Fällen verringert.

Die Telemedizin bringt jedoch auch ihre Herausforderungen mit sich. Das Fehlen einer direkten körperlichen Untersuchung kann die Diagnose manchmal einschränken.

Außerdem erfordern Bedenken hinsichtlich des Datenschutzes und der Sicherheit von Patientendaten ständige Aufmerksamkeit, um sicherzustellen, dass die Plattformen für Telemedizin sowohl sicher als auch konform sind.

Trotz dieser Herausforderungen sieht die Zukunft der Telemedizin in der Dermatologie vielversprechend aus. Mit der ständigen Weiterentwicklung der Technologie, der angemessenen Ausbildung von Gesundheitsfachkräften und durchdachten Vorschriften ist die Telemedizin auf dem besten Weg, die Art und Weise der dermatologischen Versorgung zu revolutionieren.

Telemedizin und Fernkonsultationen haben die Dermatologie verändert und sie für Patienten auf der ganzen Welt zugänglicher und praktischer gemacht. Während diese Versorgungsmodalität weiter aufblüht, definiert sie unsere Wahrnehmung der medizinischen Versorgung neu und zeigt, dass manchmal die optimale Versorgung auch über eine Entfernung von mehreren Kilometern hinweg erfolgen kann.

Elektronische Aktenführung und Koordinierung der Pflege

Der Anbruch des digitalen Zeitalters hat zu einem radikalen Wandel im medizinischen Bereich geführt, insbesondere durch die Einführung der elektronischen Verwaltung von Krankenakten. Im Mittelpunkt dieser Entwicklung steht das Bestreben, allen Patienten eine bessere, kohärentere und effizientere Versorgung zu bieten. In der Dermatologie, wie auch in anderen medizinischen Fachbereichen, hatte dieser Übergang zur digitalen Technik tiefgreifende Auswirkungen und erleichterte nicht nur die Aktenführung, sondern auch die Koordination der Versorgung.

Die elektronische Aktenverwaltung hat den Stapeln von Papierakten, den oft unleserlichen handschriftlichen Notizen und den schweren Aktenordnern, die früher die Arztpraxen prägten, ein Ende gesetzt. Stattdessen können Ärzte, Krankenpfleger und andere Angehörige der Gesundheitsberufe heute mit wenigen Klicks auf vollständige, übersichtlich geordnete und regelmäßig aktualisierte Akten zugreifen. Diese elektronischen Akten, die Bilder, Laborberichte und Krankengeschichten enthalten, werden so zu wertvollen Hilfsmitteln für die Diagnose, Überwachung und Behandlung.

Aber über die reine Aktenführung hinaus spielen diese elektronischen Systeme eine entscheidende Rolle bei der Koordinierung der Pflege. Nehmen wir zum Beispiel einen Psoriasis-Patienten, der sowohl dermatologische als auch rheumatologische Behandlung benötigt. Dank einer elektronisch geteilten Krankenakte können Ärzte verschiedener Fachrichtungen enger zusammenarbeiten und so eine umfassende und einheitliche Versorgung des Patienten gewährleisten. Sie können Behandlungen besprechen, relevante Informationen austauschen und sicherstellen, dass der Patient in jeder Phase seiner Behandlung optimal versorgt wird.

Darüber hinaus fördern diese Systeme die direkte Kommunikation mit den Patienten. Patientenportale beispielsweise ermöglichen es dem Einzelnen, auf seine eigenen Krankenakten zuzugreifen, online Termine zu vereinbaren und sogar Fragen an seine Behandler zu stellen. Dieser patientenzentrierte Ansatz stärkt das Vertrauen, verbessert das Verständnis und fördert eine bessere Einhaltung der Behandlung.

Wie jede Innovation bringt jedoch auch die elektronische Aktenführung Herausforderungen mit sich. Im Vordergrund stehen Fragen der Sicherheit und Vertraulichkeit, die strenge Protokolle zum Schutz sensibler Informationen erfordern. Darüber hinaus können die Notwendigkeit einer kontinuierlichen Schulung des Personals und die Anpassung an neue Systeme anfängliche Hindernisse darstellen.

Elektronische Aktenführung und Pflegekoordination haben die moderne Praxis der Dermatologie neu definiert. Diese digitale Revolution ist zwar noch im Gange, verspricht aber eine kontinuierliche Verbesserung der Pflegequalität, eine verstärkte Zusammenarbeit zwischen den Angehörigen der Gesundheitsberufe und ein noch stärkeres Verhältnis zwischen Patient und Pflegekraft. In dieser sich ständig verändernden Landschaft bleibt das Ziel unverändert: jedem Patienten die bestmögliche Pflege zukommen zu lassen.

Kapitel 14:
PRÄVENTION UND BILDUNG

Sensibilisierung für die Gefahren der Sonne und Sonnenschutz

Die Sonne, der ewige Feuerball am Himmel, wird seit jeher mit Leben, Wärme und Licht in Verbindung gebracht. Wir staunen über sie, sonnen uns in ihr, und doch hat sie, wie alle guten Dinge, auch eine Kehrseite. In der Dermatologie sind die Aufklärung über die Gefahren der Sonne und die Bedeutung des Sonnenschutzes entscheidende Themen, die viel Aufmerksamkeit verdienen.

Die Sonne strahlt eine Vielzahl von Strahlen aus, darunter auch ultraviolette (UV) Strahlen, die zwar für das bloße Auge unsichtbar sind, aber eine tiefgreifende Wirkung auf unsere Haut haben. Wiederholte ungeschützte UV-Strahlung kann die DNA der Haut schädigen, die Hautalterung beschleunigen und, was noch schlimmer ist, das Risiko für Hautkrebs wie das Melanom erhöhen. Jedes Jahr werden Tausende neuer Fälle von Hautkrebs diagnostiziert, von denen viele in direktem Zusammenhang mit übermäßiger Sonnenexposition ohne angemessenen Schutz stehen.

Aber wie kann man in einer Gesellschaft, die den gebräunten Teint als Symbol für Gesundheit und Schönheit preist, wirksam auf diese Gefahren aufmerksam machen? Hier geht es in erster Linie um Erziehung. Es ist von entscheidender Bedeutung, schon in jungen Jahren über die potenziellen Schäden der Sonne aufzuklären. Schulen, Medien und Gesundheitskampagnen können bei dieser Bewusstseinsbildung eine entscheidende Rolle spielen.

Parallel dazu sollte der Sonnenschutz nicht als Zwang empfunden werden, sondern als tägliches Ritual, genauso wie das Zähneputzen oder das Händewaschen. Die regelmäßige Verwendung von Sonnencremes mit breitem Spektrum und einem Lichtschutzfaktor (LSF), der an den eigenen Hauttyp und die Sonneneinstrahlung angepasst ist, ist unerlässlich. Außerdem wird empfohlen, schützende Kleidung, breitkrempige Hüte und Sonnenbrillen zu tragen und die direkte Sonneneinstrahlung während der stärksten Sonnenstunden zu vermeiden.

Es ist auch wichtig, einige Mythen zu entkräften. Eine braune Haut ist kein Zeichen gesunder Haut; sie ist in Wirklichkeit die Antwort der Haut auf einen Angriff durch UV-Strahlen. Ebenso bietet eine gebräunte Haut keinen ausreichenden Schutz vor den Gefahren der Sonne. Jeder Sonnenbrand, jede intensive Bräunungssitzung kumuliert und erhöht das Risiko langfristiger schädlicher Auswirkungen.

Die Sonne ist zwar eine Quelle des Lebens, trägt aber auch Gefahren in sich, die nicht übersehen werden sollten. Ein erhöhtes Bewusstsein für die Risiken, die mit ungeschützter Sonneneinstrahlung verbunden sind, kann in Verbindung mit strengen Sonnenschutzgewohnheiten Leben retten. Schließlich ist der beste Weg, die Sonne zu genießen, ein sicherer, bewusster und respektvoller Umgang mit dieser mächtigen Naturkraft.

Selbstuntersuchung der Haut und Früherkennung

Die Haut, diese riesige Fläche, die unseren Körper umhüllt, ist viel mehr als nur eine Schutzbarriere. Sie erzählt unsere Geschichte, enthüllt unsere Erfahrungen und weist manchmal still und leise auf Veränderungen hin, die ernsthafte Auswirkungen auf unsere Gesundheit haben können. Die Selbstuntersuchung der Haut und die Früherkennung von Hautanomalien erweisen sich als mächtige Instrumente zur Vorbeugung und Behandlung von Hauterkrankungen, einschließlich Krebs.

Jeden Tag ist unsere Haut einer Vielzahl von Umweltfaktoren ausgesetzt, von der Sonne über den Wind bis hin zu Schadstoffen. Mit der Zeit können diese Faktoren Veränderungen herbeiführen, die manchmal unmerklich, manchmal stärker ausgeprägt sind. Und obwohl die meisten dieser Veränderungen harmlos sind, können einige von ihnen die ersten Anzeichen für ernstere Erkrankungen sein. Durch regelmäßige Selbstuntersuchungen der Haut können diese Veränderungen frühzeitig erkannt werden, wodurch sich die Chancen auf eine erfolgreiche Behandlung erhöhen.

Die Selbstuntersuchung ist ein einfaches Ritual, das jedoch Gründlichkeit und Aufmerksamkeit erfordert. Dabei steht man vor einem Spiegel, am besten bei natürlichem Licht, und inspiziert jeden Quadratzentimeter seiner Haut von Kopf bis Fuß. Achten Sie unbedingt auf das Auftreten neuer Flecken, die Veränderung des Aussehens oder der Größe bestehender Muttermale oder auf jede Verletzung, die nicht abheilt. Jedes Detail zählt, denn schon die kleinste Veränderung kann aufschlussreich sein.

Es ist auch entscheidend, den eigenen Hauttyp und seine Geschichte zu kennen. Helle Haut z. B. ist im Allgemeinen anfälliger für Sonnenschäden und damit für Hautkrebs. Ebenso kann eine Familiengeschichte von Hautkrebs das Risiko einer Person erhöhen. Diese Informationen können helfen, die Aufmerksamkeit bei Selbstuntersuchungen zu lenken.

Aber warum ist es so wichtig, diese Veränderungen frühzeitig zu erkennen? Weil in der Welt der Dermatologie die Zeit von entscheidender Bedeutung ist. Je früher eine Anomalie erkannt wird, desto besser sind die Behandlungs- und Heilungschancen. Nehmen wir zum Beispiel das Melanom, einen der aggressivsten Hautkrebsarten. Wenn es in einem frühen Stadium erkannt wird, liegt die Fünf-Jahres-Überlebensrate bei über 90 %. Bei einer späten Diagnose kann diese Rate jedoch drastisch sinken.

Die Selbstuntersuchung der Haut ist ein Akt des Empowerments, eine proaktive Art, die Verantwortung für die eigene Gesundheit zu übernehmen. Sie ist eine Erinnerung daran, dass unsere Haut mit all ihrer Komplexität und Schönheit unsere Aufmerksamkeit und Pflege benötigt. Wenn wir darauf hören, was unsere Haut uns zu sagen hat, und selbst die unauffälligsten Signale erkennen, geben wir uns selbst die beste Chance auf ein gesundes, schönes und erfülltes Leben.

Bildung von Patienten über die tägliche Hautpflege

Die Haut ist das größte Organ des menschlichen Körpers, und obwohl sie oft widerstandsfähig und selbstständig erscheint, benötigt sie regelmäßige Pflege und Aufmerksamkeit, um ihre Gesundheit und Vitalität zu erhalten. Die Aufklärung der Patienten über die tägliche Hautpflege ist nicht nur eine Frage der Ästhetik; sie ist vor allem ein proaktiver Schritt, um die Haut gesund zu erhalten, Hauterkrankungen vorzubeugen und die Schutzfunktion der Haut zu optimieren.

Wenn wir von Hautpflege sprechen, denken wir oft als Erstes an eine Schönheitsroutine mit Lotionen und Tränken. Hautpflege geht jedoch weit über Cremes und Seren hinaus. Es handelt sich um einen ganzheitlichen Ansatz, der sowohl den Schutz, die Ernährung und die Erneuerung der Haut umfasst.

Die Haut zu schützen ist unerlässlich, vor allem angesichts von äußeren Einflüssen. Dazu gehört auch der Schutz vor den UV-Strahlen der Sonne, die die Haut irreversibel schädigen, die Hautalterung beschleunigen und das Risiko von Hautkrebs erhöhen können. Die Patienten darüber aufzuklären, wie wichtig es ist, täglich eine Sonnencreme mit breitem Spektrum aufzutragen, auch an bewölkten Tagen, ist von entscheidender Bedeutung. Ebenso ist es wichtig, über die schädlichen Auswirkungen von Schadstoffen, Tabak und anderen Umweltfaktoren aufzuklären und gleichzeitig zu geeigneten Schutzmethoden zu raten.

Die Ernährung der Haut ist ihrerseits ebenso wichtig. Eine gut mit Feuchtigkeit versorgte Haut ist eine strahlende, geschmeidige und widerstandsfähige Haut. Die Aufklärung der Patienten über die Bedeutung der Feuchtigkeitsversorgung, sowohl durch die Anwendung geeigneter Feuchtigkeitsprodukte als auch durch eine angemessene Wasserzufuhr, ist ein grundlegender Schritt. Darüber hinaus hilft die Förderung einer ausgewogenen Ernährung, die reich an Antioxidantien, Vitaminen und Mineralien ist, die Haut von innen heraus zu nähren, wodurch sie widerstandsfähiger gegen die Herausforderungen des Alltags wird.

Schließlich hat die Haut, wie jedes lebende Organ, einen Lebenszyklus. Die Förderung sanfter Peelingroutinen zur Entfernung abgestorbener Hautzellen und zur Förderung der Zellerneuerung ist von entscheidender Bedeutung. Die Aufklärung über die Bedeutung der richtigen Pflege für die verschiedenen Hauttypen und -zustände, von fettiger bis zu empfindlicher Haut, ermöglicht eine individuelle Pflege.

Patienten über die tägliche Hautpflege aufzuklären bedeutet, ihnen die Werkzeuge an die Hand zu geben, um ihre Hautgesundheit selbst in die Hand zu nehmen, sie zu schützen, zu nähren und zu erneuern. Es ist ein Prozess, der weit über die bloße Schönheit hinausgeht, es ist eine Reise zu einer besseren Gesundheit, mehr Selbstvertrauen und unweigerlich zu einer besseren Lebensqualität.

Kapitel 15:
ADMINISTRATIVE ASPEKTE UND MANAGEMENT

Koordination der Pflege und Terminverwaltung

Die Koordination der Behandlung und die Verwaltung von Terminen sind wesentliche Glieder in der Kette der medizinischen Versorgung, insbesondere in einem so breiten und dynamischen Bereich wie der Dermatologie. Egal, ob es sich um eine Erstkonsultation, eine regelmäßige Nachsorge oder eine Spezialbehandlung handelt, eine effiziente Verwaltung dieser Elemente sorgt nicht nur für reibungslose Abläufe, sondern auch für eine bessere Patientenversorgung.

Im Herzen des Gesundheitssystems sind Termine wie der Schlag eines Pulses, der den Rhythmus des Klinikalltags prägt. Die Verwaltung dieser Termine ist jedoch nicht so einfach wie das Abhaken eines Kästchens auf einem Kalender. Es gilt, zwischen Notfällen, Nachsorgeuntersuchungen, invasiven Verfahren, einfachen Konsultationen und vielem mehr zu jonglieren und dabei sicherzustellen, dass die Zeitvorgaben der Patienten und des Gesundheitspersonals eingehalten werden.

Die Koordination der Pflege wiederum ist ein komplexer Tanz, an dem eine Vielzahl von Akteuren beteiligt ist. In der Dermatologie kann dies bedeuten, Hand in Hand mit plastischen Chirurgen, Onkologen, Allergologen, spezialisierten Krankenpflegern und vielen anderen Spezialisten zusammenzuarbeiten. Diese Koordination ist entscheidend, um sicherzustellen, dass jeder Patient die richtige Behandlung erhält, zum richtigen Zeitpunkt und vom richtigen Spezialisten. Es ist ein heikler Balanceakt, bei dem die Kommunikation der Schlüssel ist.

Mit dem Aufkommen moderner Technologien wurden die Terminverwaltung und die Koordination der Pflege stark vereinfacht. Elektronische Systeme zur Verwaltung von Patientenakten ermöglichen einen Überblick über die Krankengeschichte, anstehende Termine und laufende Behandlungen. Darüber hinaus sind mit der boomenden Telemedizin Fernkonsultationen Realität geworden, die eine nie dagewesene Flexibilität bieten.

Über die Technologie hinaus kommt es jedoch vor allem auf die menschlichen Fähigkeiten an. Die Fähigkeit, zuzuhören, zu verstehen und die Bedürfnisse der Patienten zu antizipieren, ist von unschätzbarem Wert. Jeder Patient ist einzigartig, mit seinen eigenen Sorgen, Bedürfnissen und seinem eigenen medizinischen Werdegang. Eine reibungslose Koordination der Versorgung und ein effizientes Terminmanagement zu gewährleisten, bedeutet, diese Einzigartigkeit anzuerkennen und zu respektieren.

Die Koordination der Pflege und die Verwaltung von Terminen sind nicht nur reine Verwaltungsaufgaben. Sie stehen im Mittelpunkt des Patientenerlebnisses und beeinflussen direkt die Qualität der Versorgung, die Patientenzufriedenheit und letztendlich die Gesundheitsergebnisse. In der komplexen und sich ständig verändernden Welt der Dermatologie spielen diese Elemente eine zentrale Rolle und stellen sicher, dass jeder Patient eine rechtzeitige, angemessene und gut koordinierte Versorgung erhält.

Finanzielle Aspekte und Versicherung

Die Navigation durch die stürmischen Gewässer der finanziellen und versicherungstechnischen Aspekte im medizinischen Bereich und insbesondere in der Dermatologie ist eine Herausforderung, der sich viele Patienten und Angehörige des Gesundheitswesens stellen müssen. Die Dermatologie mit ihrem breiten Spektrum an Verfahren, das von notwendigen medizinischen Behandlungen bis hin zu elektiven ästhetischen Eingriffen reicht, stellt ein Mosaik aus finanziellen Erwägungen dar, die ein gründliches Verständnis und ein sorgfältiges Management erfordern.

Die Realität ist, dass die medizinische Versorgung teuer ist. Egal, ob es sich um Routineuntersuchungen, chirurgische Eingriffe oder Spezialbehandlungen handelt, es sind immer Kosten damit verbunden. Für viele Menschen sind Versicherungen eine Erleichterung dieser Last, aber sie bringen auch ihre eigene Reihe von Komplikationen und Details mit sich, die es zu berücksichtigen gilt.

Der erste Schritt für Patienten besteht oft darin, zu verstehen, was genau ihre Versicherung abdeckt. Nicht alle Versicherungspolicen werden gleich erstellt. Einige können routinemäßige dermatologische Konsultationen abdecken, während andere bestimmte Verfahren ausschließen oder nur teilweise abdecken. Außerdem kann die Unterscheidung zwischen "medizinisch notwendigen" Behandlungen und "kosmetischen" oder "ästhetischen" Verfahren oft unklar sein, was zu unerwarteten Überraschungen führt, wenn es um die Rechnungsstellung geht.

Aus der Sicht des Angehörigen der Gesundheitsberufe ist die Beherrschung der finanziellen Aspekte ebenso entscheidend. Dazu gehört nicht nur ein Verständnis der

Betriebskosten, sondern auch eine genaue Kenntnis der verschiedenen Versicherungspläne, Abrechnungscodes und Erstattungsverfahren. Eine schlechte Verwaltung oder Unkenntnis dieser Elemente kann zu verspäteten Zahlungen, der Verweigerung des Versicherungsschutzes oder sogar zu Rechtsstreitigkeiten führen.

In diesem komplexen Kontext ist Transparenz der Schlüssel. Patienten haben das Recht, im Voraus zu erfahren, welche Kosten mit ihrer Behandlung verbunden sind. Eine offene Kommunikation zwischen Patient und medizinischem Fachpersonal, bei der Kosten, Behandlungsoptionen und Versicherungsdetails klar und deutlich besprochen werden, kann dazu beitragen, zukünftige Verwirrungen oder Frustrationen zu vermeiden.

Angesichts der sich schnell verändernden Gesundheits- und Versicherungslandschaft ist es außerdem unerlässlich, sich über die neuesten Trends, Regulierungen und verfügbaren Optionen auf dem Laufenden zu halten. Fachkräfte im Gesundheitswesen können spezielle Schulungen oder Workshops in Betracht ziehen, um auf dem Laufenden zu bleiben, während Patienten von Bildungsressourcen oder Beratungen durch Finanzspezialisten oder Versicherungsberater profitieren können.

Obwohl die finanziellen und versicherungstechnischen Aspekte der Dermatologie einschüchternd erscheinen mögen, können sie mit einem gründlichen Verständnis, transparenter Kommunikation und proaktivem Management erfolgreich navigiert werden. Schließlich besteht das ultimative Ziel darin, sicherzustellen, dass die Patienten unabhängig von finanziellen Herausforderungen die bestmögliche Versorgung erhalten.

Verwaltung von Lieferungen, Ausrüstung und Medikamente

Die Verwaltung von Verbrauchsmaterial, Ausrüstung und Medikamenten ist ein entscheidender Bestandteil des täglichen Betriebs jeder dermatologischen Abteilung. Ganz gleich, ob es sich um eine große Krankenhausklinik, eine kleine Privatpraxis oder ein Forschungszentrum handelt, die Effizienz, mit der diese Dinge verwaltet werden, kann die Qualität der Behandlung, die Produktivität und sogar die Sicherheit der Patienten stark beeinflussen.

Im Bereich der Dermatologie erfordert die Vielfalt der Eingriffe und Behandlungen eine breite Palette an Verbrauchsmaterialien, Spezialausrüstungen und Medikamenten. Diese Vielfalt ermöglicht zwar eine individuelle und wirksame medizinische Versorgung, erfordert aber auch ein sorgfältiges Management, um die Kontinuität der Versorgung zu gewährleisten.

Zu den Versorgungsgütern gehört alles, von Handschuhen und Verbänden bis hin zu speziellen chirurgischen Instrumenten. Ihre Verwaltung erfordert eine regelmäßige Bestandsaufnahme, um sicherzustellen, dass es keine Fehlbestände gibt, insbesondere bei häufig verwendeten Artikeln. Regelmäßige Qualitätskontrollen sind ebenfalls unerlässlich, um sicherzustellen, dass die Vorräte steril und in gutem Zustand bleiben.

Die Ausrüstung in der Dermatologie kann so grundlegend wie eine Lupenlampe oder so fortschrittlich wie ein Phototherapiegerät oder ein dermatologischer Laser sein. Vorbeugende Wartung ist hier von entscheidender Bedeutung. Eine defekte oder falsch kalibrierte Ausrüstung kann nicht nur die Behandlung gefährden, sondern auch ein Risiko für den Patienten darstellen. Da sich die Technologie weiterentwickelt, ist es außerdem wichtig, sich über die neuesten Innovationen auf dem Laufenden zu halten und ggf. Upgrades oder Ersatz in Betracht zu ziehen.

Die in der Dermatologie verwendeten **Medikamente** reichen von topischen Cremes bis hin zu fortschrittlichen biologischen Wirkstoffen. Zur Verwaltung von Arzneimitteln gehört es, sicherzustellen, dass sie ordnungsgemäß gelagert werden, ihr Verfallsdatum nicht überschreiten und präzise abgegeben werden. Da ständig neue Medikamente und Therapien auf den Markt kommen, ist häufig eine kontinuierliche Schulung des Personals erforderlich, um eine sichere und wirksame Anwendung zu gewährleisten.

Über die bloße Lagerverwaltung hinaus stellt sich die Frage nach der Koordination mit Lieferanten und Herstellern. Der Aufbau starker Beziehungen zu diesen Beteiligten kann die Bestellung, die Lieferung und sogar die Preisverhandlung erleichtern.

Ein weiterer entscheidender Aspekt ist die Schulung und Sensibilisierung der Mitarbeiter. Jedes Teammitglied sollte sich der Bedeutung eines angemessenen Ressourcenmanagements bewusst sein und wissen, wie man Vorräte und Ausrüstung richtig verwendet und pflegt.

Eine effektive Verwaltung von Verbrauchsmaterial, Ausrüstung und Medikamenten in der Dermatologie ist nicht nur eine Frage der betrieblichen Effizienz. Sie ist ein wesentlicher Faktor, um die Qualität der Versorgung, die Sicherheit der Patienten und die Zufriedenheit des Personals zu gewährleisten. Im rasanten Tempo der modernen Medizin mögen diese Details geringfügig erscheinen, doch ihre Auswirkungen auf den Patienten und das gesamte Pflegesystem sind alles andere als vernachlässigbar.

Kapitel 16:
DERMATOLOGIE
UND SYSTEMISCHE PATHOLOGIEN

Hautmanifestationen innere Krankheiten

Die Hautmanifestationen innerer Krankheiten veranschaulichen die Komplexität des menschlichen Körpers und die Art und Weise, wie seine verschiedenen Systeme untrennbar miteinander verbunden sind. Die Haut, die oft als Spiegel des Gesamtzustands des Körpers bezeichnet wird, kann Ungleichgewichte oder Probleme widerspiegeln, die in entfernten Körperregionen auftreten. Diese dermatologischen Manifestationen können ein erster Hinweis auf eine innere, manchmal schwerwiegende Erkrankung sein, die eine medizinische Intervention erfordert.

Autoimmunerkrankungen wie systemischer Lupus erythematodes können malare oder diskoide Ausschläge verursachen. Dermatomyositis wiederum äußert sich häufig durch violette Hautausschläge an den Augenlidern und raue Flecken an den Gelenken.

Lebererkrankungen können zu einer Reihe von Hauterscheinungen führen. Zirrhose zum Beispiel kann "Gefäßspinnen" (Teleangiektasien), Gelbsucht oder Juckreiz verursachen. Auch die Hämochromatose, eine Eisenüberladung, kann die Haut bräunlich färben.

Nierenerkrankungen, insbesondere Nierenversagen, können zu Blässe aufgrund von Anämie, blassgelber Verfärbung oder Xerosis (trockene Haut) führen.

Endokrine Ungleichgewichte spielen ebenfalls eine Rolle bei den Hauterscheinungen. Das Myxödem, das durch eine Unterfunktion der Schilddrüse verursacht wird, äußert sich durch trockene, kalte und ödematöse Haut. Eine Hyperthyreose hingegen kann zu warmer, feuchter Haut führen. Diabetes mellitus kann zu Hautinfektionen, diabetischen Geschwüren oder eruptiven Xanthomen führen.

Lungenerkrankungen wie Zyanose, die durch Herz- oder Lungenversagen verursacht wird, äußern sich durch eine bläuliche Verfärbung der Haut, insbesondere um die Lippen und Fingernägel.

Gastrointestinale Erkrankungen wie Zöliakie können zu Manifestationen wie Dermatitis herpetiformis führen, die durch intensive, juckende Bläschen gekennzeichnet ist, die sich meist an Ellbogen, Knien und Gesäß befinden.

Infektionen wie sekundäre Syphilis können Ausschläge auf den Handflächen und Fußsohlen verursachen, während eine infektiöse Endokarditis Osler-Knötchen oder Janeway-Flecken verursachen kann.

Die Früherkennung dieser Hauterscheinungen kann ein Schlüsselfaktor bei der Diagnose der zugrunde liegenden inneren Erkrankung sein. Dies erfordert einen interdisziplinären Ansatz in der Medizin, bei dem Dermatologen eng mit anderen Fachärzten zusammenarbeiten, um eine umfassende Betreuung des Patienten zu gewährleisten. Das Verständnis der Zusammenhänge zwischen der Haut und den inneren Organen ist für eine effektive medizinische Praxis von entscheidender Bedeutung, da es den Blick über einzelne Symptome hinaus und eine ganzheitliche Betrachtung des Patienten ermöglicht.

Der Krankenpfleger im Umgang mit Krankheiten Autoimmunerkrankungen mit dermatologische Manifestationen

Krankenpfleger, die mit Autoimmunerkrankungen mit dermatologischen Manifestationen konfrontiert sind, sind oft die ersten Angehörigen der Gesundheitsberufe, die in verschiedenen Phasen der Krankheit eng mit dem Patienten interagieren. Diese Krankheiten, bei denen das körpereigene Immunsystem das eigene Gewebe angreift, können eine Vielzahl von dermatologischen Symptomen hervorrufen, die von leichten Ausschlägen bis hin zu schweren, schwächenden Läsionen reichen.

Erste Anzeichen und Diagnose
Bei der Erstberatung sollte der Krankenpfleger ein offenes Ohr für die Sorgen der Patienten haben und in der Lage sein, die für Autoimmunerkrankungen typischen Hauterscheinungen zu erkennen. Die Symptome variieren, können aber Hautausschläge, rote oder violette Flecken, Geschwüre oder Blasenbildung umfassen. Eine sorgfältige Beobachtung und Dokumentation dieser Anzeichen hilft, den Dermatologen oder Rheumatologen zu einer genauen Diagnose zu führen.

Bildung des Patienten
Sobald die Diagnose gestellt ist, spielt der Krankenpfleger eine wesentliche Rolle bei der Aufklärung des Patienten. Dazu gehört die Erklärung der Ursachen und des Wesens der Krankheit, der verfügbaren Behandlungsmethoden und wie man mit den Symptomen im Alltag umgehen kann. Der Krankenpfleger bringt dem Patienten auch bei, wie er seine Haut zu Hause pflegen kann, z. B. bei der Anwendung von topischen Medikamenten oder der Versorgung offener Wunden.

Verwaltung von Behandlungen

Die Behandlung von Autoimmunerkrankungen mit dermatologischen Manifestationen kann eine Kombination aus oralen, topischen und manchmal auch injizierbaren Medikamenten erfordern. Der Krankenpfleger ist häufig für die Verwaltung dieser Behandlungen verantwortlich, sei es, dass er Injektionen verabreicht, Nebenwirkungen überwacht oder die Nachsorge mit anderen Spezialisten sicherstellt.

Psychologische Unterstützung

Die Hautmanifestationen von Autoimmunerkrankungen können einen erheblichen Einfluss auf das Selbstwertgefühl und die Lebensqualität der Patienten haben. Daher sollte der Krankenpfleger sensibel für die emotionalen Bedürfnisse der Patienten sein und ein offenes Ohr, praktische Ratschläge und, wenn nötig, eine Überweisung zu psychologischen Unterstützungsressourcen oder Selbsthilfegruppen anbieten.

Koordination mit anderen Gesundheitsfachkräften

Der Krankenpfleger arbeitet häufig eng mit einem multidisziplinären Team zusammen. Dazu können Dermatologen, Rheumatologen, Psychologen, Ernährungswissenschaftler und andere Fachärzte gehören. Die Koordination der Pflege zwischen diesen verschiedenen Berufsgruppen ist entscheidend, um eine umfassende und wirksame Betreuung des Patienten zu gewährleisten.

Bei Autoimmunerkrankungen mit dermatologischen Manifestationen nimmt der Krankenpfleger eine zentrale Position ein und fungiert als Brücke zwischen dem Patienten und dem Rest des medizinischen Teams. Die Fähigkeit des Krankenpflegers, eine aufmerksame, edukative und ganzheitliche Pflege zu leisten, ist für das allgemeine Wohlbefinden des Patienten von entscheidender Bedeutung.

Zusammenarbeit mit anderen Fachrichtungen für eine integrierte Betreuung

Die Zusammenarbeit zwischen Krankenpflegern in der Dermatologie und anderen medizinischen Fachbereichen ist von entscheidender Bedeutung, um den Patienten eine integrierte und ganzheitliche Betreuung zu bieten. Dieser multidisziplinäre Ansatz ermöglicht eine umfassende Betreuung, die sicherstellt, dass alle Aspekte der Gesundheit eines Patienten berücksichtigt und angemessen behandelt werden.

Austausch von Informationen
Eine reibungslose Kommunikation zwischen dem dermatologischen Krankenpfleger und anderen medizinischen Fachkräften ist der Schlüssel zum Verständnis der gesamten Problematik des Patienten. Der regelmäßige Austausch von medizinischen Berichten, Beobachtungen und Empfehlungen zwischen den Spezialisten stellt sicher, dass alle über die neuesten Informationen verfügen.

Multidisziplinäre Treffen
Die Organisation regelmäßiger Treffen zwischen den verschiedenen medizinischen Fachrichtungen, die an der Versorgung eines bestimmten Patienten beteiligt sind, ermöglicht die Erstellung eines kohärenten Pflegeplans. Bei diesen Treffen werden die Fortschritte des Patienten besprochen, Behandlungsanpassungen vorgenommen und es wird sichergestellt, dass alle Aspekte der Gesundheit des Patienten berücksichtigt werden.

Orientierung an anderen Fachrichtungen
Der Krankenpfleger in der Dermatologie muss über die Kompetenzen und Expertisen anderer Fachärzte gut informiert sein. So kann, wenn zugrunde liegende oder begleitende Gesundheitsprobleme erkannt werden, eine

schnelle Überweisung an den entsprechenden Facharzt erfolgen.

Bildung des Patienten

Der Krankenpfleger spielt auch eine wesentliche Rolle bei der Aufklärung des Patienten darüber, wie die verschiedenen medizinischen Fachrichtungen zu seinem Wohlergehen zusammenwirken. Wenn der Patient versteht, welche Rolle die einzelnen Fachärzte spielen und wie sie zusammenarbeiten, kann er sich besser in seinen eigenen Pflegeprozess einbringen.

Weiterbildung

Um eine effektive Zusammenarbeit zu gewährleisten, ist es wichtig, dass der dermatologische Krankenpfleger an Fortbildungen teilnimmt, und zwar nicht nur in seinem speziellen Fachgebiet, sondern auch in verwandten Bereichen. Dadurch bleibt er über die neuesten Entwicklungen in anderen Fachgebieten auf dem Laufenden und kann die Koordination der Pflege verbessern.

Sonderfälle: Systemische Krankheiten

Bei Krankheiten, die nicht nur Hautmanifestationen, sondern auch andere systemische Symptome aufweisen, ist die Zusammenarbeit umso entscheidender. Lupus kann beispielsweise nicht nur die Haut, sondern auch die Nieren, das Herz und die Lunge betreffen. In solchen Fällen muss der Krankenpfleger für Dermatologie eng mit Nephrologen, Kardiologen, Pneumologen und anderen Fachärzten zusammenarbeiten, um eine umfassende Behandlung zu gewährleisten.

Die Zusammenarbeit zwischen dem Krankenpfleger in der Dermatologie und anderen Fachgebieten ist für eine integrierte und umfassende Patientenbetreuung von entscheidender Bedeutung. Sie erfordert eine offene Kommunikation, kontinuierliche Fortbildung und Engagement für das allgemeine Wohlbefinden des Patienten.

Kapitel 17:
HAUTINFEKTIONEN
UND TROPISCHE KRANKHEITEN

Anerkennung häufige
und seltene Infektionen

Das Erkennen und wirksame Behandeln von Hautinfektionen, ob häufig oder selten, ist für die Rolle eines Krankenpflegers in der Dermatologie von entscheidender Bedeutung. Hautinfektionen können bakteriellen, viralen, pilzlichen oder parasitären Ursprungs sein, und ihre Behandlung hängt von ihrer Art und ihrem Schweregrad ab.

Häufige Infektionen

Impetigo: Eine oberflächliche bakterielle Infektion, die oft durch Staphylokokken oder Streptokokken verursacht wird. Sie zeigt sich in Form von roten, nässenden Flecken, die sich zu goldenen Krusten entwickeln.

Furunkel und Milzbrand: Diese tiefen eitrigen Infektionen werden hauptsächlich durch Staphylococcus aureus verursacht. Sie äußern sich in Form von schmerzhaften Abszessen.

Hautpilz: Er wird durch Pilze verursacht. Am häufigsten betroffen sind die Füße (Athletenfuß), die Leistengegend (Hebra's marginalis Ekzem) und die Kopfhaut.

Warzen: Sie werden durch das humane Papillomavirus (HPV) verursacht, sind ansteckend und können an jedem Körperteil auftreten.

Herpes: Diese Virusinfektion ist durch schmerzhafte Bläschen gekennzeichnet, die sich vor allem auf den Lippen (Lippenherpes) oder den Genitalien befinden.

Seltene Infektionen

Syphilis: Diese sexuell übertragbare Krankheit, die durch das Bakterium *Treponema pallidum* verursacht wird, kann in ihren verschiedenen Stadien zu spezifischen Hautveränderungen führen.

Kutane Leishmaniose: Verursacht durch einen Parasiten, der durch den Stich einer Sandfliege übertragen wird, führt sie zu Hautgeschwüren, die nur langsam heilen.

Sporotrichose: Eine tiefe Pilzinfektion, die zu Knötchen und Geschwüren entlang der Lymphbahnen führen kann.

Pian: Tropenkrankheit, die durch das Bakterium *Treponema pertenue* verursacht wird und sich durch Knötchen und Geschwüre äußert.

Für jede Infektion muss der dermatologische Krankenpfleger die spezifischen Anzeichen und Symptome, die geeigneten Diagnosemethoden und die empfohlenen Behandlungsmethoden kennen. Darüber hinaus ist es entscheidend, die Patienten über Vorbeugung aufzuklären, insbesondere bei ansteckenden Infektionen.

Der Krankenpfleger muss auch über neue Forschungsergebnisse und therapeutische Fortschritte im Bereich der Hautinfektionen auf dem Laufenden sein, da sich die Krankheitserreger weiterentwickeln und neue Stämme entstehen können, die angepasste Behandlungsansätze erfordern.

Ansatz für Hautkrankheiten
mit Reisen und Geografie verbunden

Der Einfluss von Reisen und Geografie auf die Hautgesundheit ist ein faszinierendes und zugleich zentrales Thema für die dermatologische Krankenpflegerpraxis. Mit der Globalisierung und der zunehmenden Zahl von Menschen, die von einem Kontinent zum anderen reisen, kommen Hautkrankheiten, die früher auf bestimmte Regionen beschränkt waren, nun auch in Gebieten vor, in denen sie früher unbekannt waren.

Der Einfluss des Klimas

Trockenes Klima und Wüstenklima: Diese Gebiete können zu dehydrierter Haut, Sonnenbrand, Rissen und sogar Wind- und Sandverletzungen führen.

Feuchte und tropische Klimazonen: Diese Regionen sind anfällig für Pilzinfektionen wie Ringelflechte oder Fußpilz und für parasitäre Infektionen wie Leishmaniose oder Krätze.

Endemische Krankheiten nach Regionen

Afrika: Hier treten Krankheiten wie Pian, Trypanosomiasis (Schlafkrankheit) oder verschiedene Formen der Leishmaniose auf.

Asien: Neben einigen spezifischen Pilz- und bakteriellen Infektionen ist auch die Lepra zu nennen, die zwar immer seltener wird, aber in einigen Regionen immer noch vorkommt.

Süd- und Mittelamerika: Einige Regionen beherbergen Krankheiten wie Leishmaniose, die Chagas-Krankheit oder andere parasitäre Infektionen.

Ozeanien: In einigen Teilen des Pazifiks können Krankheiten wie die lymphatische Filariose zu Hauterkrankungen führen.

Vorsichtsmaßnahmen für Reisende

Impfungen: Vor einer Reise sollten Sie sich unbedingt über die notwendigen Impfungen informieren, um bestimmten Haut- oder systemischen Krankheiten mit Hautmanifestationen vorzubeugen.

Schutz vor Insekten : In vielen Regionen können Mücken, Zecken und andere Insekten Krankheiten übertragen, die sich auf der Haut manifestieren. Die Verwendung von Repellentien und Moskitonetzen wird empfohlen.

Hinweise zur Hygiene: Reisende sollten darüber informiert werden, wie wichtig es ist, gute Hygiene zu wahren, die Kleidung regelmäßig zu waschen und sich vor direktem Kontakt mit Süßwasser zu schützen, z. B. in bestimmten Regionen mit Bilharziose-Risiko.

Für den dermatologischen Krankenpfleger ist es von entscheidender Bedeutung, sich ständig weiterzubilden und sein Wissen über reisebedingte Hauterkrankungen zu aktualisieren. Dies ermöglicht ihm nicht nur, eine korrekte Diagnose zu stellen, sondern hilft ihm auch, Patienten vor und nach Reisen effektiv zu beraten und so für eine bessere Hautgesundheit und Krankheitsvorbeugung zu sorgen.

Prävention und Hinweise für Reisende

Reisen ist eine bereichernde Erfahrung, die den Horizont erweitert und die Entdeckung neuer Kulturen fördert. Es ist jedoch unerlässlich, bestimmte Vorsichtsmaßnahmen zu treffen, um die eigene Gesundheit und insbesondere die der Haut zu schützen. Dermatologische Krankenpfleger spielen mit ihrem Fachwissen eine entscheidende Rolle bei der Aufklärung und Vorbereitung von Reisenden.

1. Die Vorbereitung vor der Abreise
    Ärztliche Beratung: Es wird empfohlen, mehrere Wochen vor der Abreise einen Arzt oder ein

Impfzentrum aufzusuchen. Einige Impfungen erfordern mehrere Dosen im Abstand oder eine gewisse Zeit, um wirksam zu sein.

Erste-Hilfe-Ausrüstung: Eine auf das Reiseziel abgestimmte Ausrüstung mit Antiseptika, Verbandsmaterial, Sonnencreme, Mückenschutzmitteln und eventuell Antimykotika oder Antiparasitika ist unerlässlich.

2. Schutz vor der Sonne

Sonnencreme: Wählen Sie eine Sonnencreme mit breitem Spektrum und hohem Lichtschutzfaktor, die wasserfest ist, und tragen Sie sie alle zwei Stunden und nach jedem Schwimmen erneut auf.

Geeignete Kleidung: Leichte, lange Kleidung aus Naturfasern kann vor UV-Strahlen schützen. Breitkrempige Hüte und Sonnenbrillen sind ebenfalls unverzichtbar.

Vermeiden Sie die Hauptverkehrszeiten: Die Sonne ist zwischen 10:00 und 16:00 Uhr am stärksten. Wenn möglich, halten Sie sich in diesen Stunden im Schatten auf.

3. Schutz vor Insekten

Repellentien: Verwenden Sie Repellents auf der freiliegenden Haut und auf der Kleidung. Einige Repellents können für zusätzlichen Schutz direkt auf die Kleidung aufgetragen werden.

Moskitonetze: Wenn Sie in einem Gebiet schlafen, in dem Moskitos aktiv sind, ist ein mit Insektiziden imprägniertes Moskitonetz unerlässlich.

4. Vorsichtsmaßnahmen bei Ernährung und Hygiene

Trinkwasser: Trinken Sie Wasser aus versiegelten Flaschen. Vermeiden Sie Eiswürfel in Getränken.

Essen: Achten Sie darauf, dass das Essen gut durchgekocht ist und warm gegessen wird. Vermeiden Sie ungeschältes Obst und Gemüse.

Handhygiene: Waschen Sie sich regelmäßig die Hände, vor allem vor dem Essen. Verwenden Sie ein alkoholisches Händedesinfektionsmittel, wenn Wasser und Seife nicht zur Verfügung stehen.

5. Erkennen von regionalspezifischen Risiken

Informieren Sie sich: Jedes Reiseziel hat seine eigenen Risiken. Seien es endemische Krankheiten, lokale Schädlinge oder Umweltprobleme - eine gute Kenntnis der lokalen Risiken ist unerlässlich.

Bleiben Sie informiert: Überprüfen Sie regelmäßig die Gesundheitsrisiken, die mit Ihrem Reiseziel verbunden sind.

Mit diesen vorbeugenden Maßnahmen können Reisende ihre Reise in vollen Zügen genießen und gleichzeitig ihre Gesundheit und die ihrer Haut schützen. Der Krankenpfleger für Dermatologie trägt mit seiner fundierten Beratung dazu bei, dass jede Reise sicherer und angenehmer wird.

Kapitel 18:
DERMATOLOGIE
IN BESTIMMTEN KONTEXTEN

Dermatologie im Krankenhaus
versus Privatpraxis

Die Dermatologie kann, wie viele andere medizinische Fachgebiete auch, in verschiedenen Umgebungen praktiziert werden. Während einige Dermatologen sich dafür entscheiden, in Krankenhäusern oder medizinischen Zentren zu arbeiten, bevorzugen andere die unabhängige Natur einer Privatpraxis. Jedes dieser Umfelder bietet einzigartige Vor- und Nachteile, die die Art und Weise, wie ein Dermatologe seinen Beruf ausübt und sich um seine Patienten kümmert, beeinflussen können.

1. Arbeitsumgebung

Krankenhaus: In Krankenhäusern arbeitet der Dermatologe in der Regel eng mit anderen Fachärzten zusammen. Der Zugang zu hochmodernen Geräten ist oft einfacher, und die Fälle, auf die man trifft, können vielfältiger sein, z. B. aufgrund von Notfällen oder Krankenhauspatienten mit Komorbiditäten.

Privatpraxis: In einer Privatpraxis ist der Dermatologe in der Regel der wichtigste Entscheidungsträger. Er kann seine Arbeitsumgebung nach seinen Vorlieben gestalten, sein Personal auswählen und entscheiden, welche Geräte angeschafft werden sollen. Auch die Beziehung zwischen Patient und Arzt kann persönlicher sein.

2. Arten von behandelten Fällen

Krankenhaus: Die Fälle sind oft komplexer, und der Dermatologe kann für Notfallkonsultationen,

Erkrankungen in Verbindung mit anderen medizinischen Zuständen oder chirurgische Eingriffe, die einen Krankenhausaufenthalt erfordern, hinzugezogen werden.

Privatpraxis: Der private Dermatologe kann zwar auch komplexe Fälle behandeln, aber er wird wahrscheinlich mehr Patienten für regelmäßige Kontrollen, kosmetische Beratungen oder häufige Hauterkrankungen sehen.

3. Berufliche Autonomie

Krankenhaus: Obwohl der Dermatologe unabhängige medizinische Entscheidungen trifft, muss er sich oft an die Verfahren und Protokolle des Krankenhauses halten, mit anderen Abteilungen zusammenarbeiten und sich an die Infrastruktur des Krankenhauses anpassen.

Privatpraxis: Der Dermatologen in einer Privatpraxis genießen ein hohes Maß an Autonomie bei der Verwaltung ihrer Praxis, der Auswahl ihres Personals und der Erstellung ihrer eigenen Protokolle.

4. Finanzielle Aspekte

Krankenhaus: In einem Krankenhausumfeld ist das Gehalt oft fest oder basiert auf einem Vertrag, der eine gewisse finanzielle Sicherheit bietet.

Eigene Praxis: In einer eigenen Praxis kann das Einkommenspotenzial zwar höher sein, aber es ist auch mit mehr Verantwortung verbunden, z. B. für die Verwaltung, Mieten, den Kauf von Geräten oder Versicherungen.

5. Weiterbildung und Forschung

Krankenhaus: Krankenhäuser, vor allem solche, die an universitäre Einrichtungen angegliedert sind, bieten oft mehr Möglichkeiten für Forschung, Lehre und Weiterbildung.

Privatpraxis: Obwohl die Weiterbildung immer eine Priorität ist, müssen Dermatologen in Privatpraxen oft die Initiative ergreifen, um sich weiterzubilden und aktiv daran teilzunehmen.

Die Entscheidung zwischen einer Krankenhausumgebung und einer Privatpraxis hängt von den beruflichen Bestrebungen, persönlichen Vorlieben und den Umständen des jeweiligen Dermatologen ab. Jede Umgebung hat ihre eigenen Herausforderungen und Belohnungen, aber beide ermöglichen es dem Praktiker, denjenigen, die sie benötigen, eine grundlegende Versorgung zu bieten.

Dermatologie auf dem Land vs. in der Stadt

Die Dermatologie ist ein Fachgebiet, das für die Gesundheit von Haut, Haaren und Nägeln von entscheidender Bedeutung ist. Aber je nachdem, in welchem Umfeld sie praktiziert wird, ob in ländlichen oder städtischen Gebieten, können die Herausforderungen und Möglichkeiten sehr unterschiedlich sein. Lassen Sie uns in diese beiden Welten eintauchen und die Nuancen der jeweiligen Umgebung erkunden.

1. Zugang zur Gesundheitsversorgung und Dienstleistungsdichte

Ländlicher Raum: In ländlichen Gebieten kann der Zugang zu Fachärzten, darunter auch Dermatologen, eingeschränkt sein. Ein einziger Dermatologe könnte ein großes geografisches Gebiet versorgen, was dazu führen kann, dass Termine für weiter entfernt lebende Patienten weniger zugänglich sind. Dies könnte zu längeren Wartezeiten oder langen Anfahrtswegen für die Patienten führen.

Städtisches Milieu: In städtischen Gebieten mit einer höheren Bevölkerungsdichte gibt es in der Regel mehrere Dermatologen, manchmal sogar in einem

Stadtteil. Dies kann den Patienten den Zugang zur Behandlung erleichtern.

2. Spezialisierung und Vielfalt der Fälle

Ländliches Umfeld: Angesichts des Potenzials, einer der wenigen Dermatologen in der Region zu sein, muss die Fachkraft möglicherweise ein breites Spektrum an Fällen behandeln, das von häufigen Erkrankungen bis hin zu selteneren Fällen reicht.

Städtisches Umfeld: Bei einer höheren Konzentration von Fachärzten gibt es möglicherweise mehr Subspezialisierungen (z. B. pädiatrische oder kosmetische Dermatologie) und Kliniken, die sich auf bestimmte Erkrankungen spezialisiert haben.

3. Zusammenarbeit und Ressourcen

Ländliches Umfeld: Die direkte Zusammenarbeit mit anderen Spezialisten kann aufgrund der Entfernung eingeschränkt sein, obwohl die Telemedizin diese Interaktionen erleichtern kann. Hochmoderne Ressourcen und Geräte sind möglicherweise auch weniger zugänglich.

Städtisches Umfeld: Die Nähe zu Krankenhäusern, Forschungszentren und anderen Spezialisten erleichtert die direkte Zusammenarbeit und den schnellen Zugang zu neuen Technologien und Behandlungen.

4. Patientenwissen und Gemeinschaftsansatz

Ländliche Umgebung: Die Arbeit in einer ländlichen Gegend kann eine engere Bindung zu den Patienten bieten. Der Dermatologe kann seine Patienten und deren Familien über mehrere Generationen hinweg kennen und bietet so einen ganzheitlicheren Ansatz.

Städtisches Milieu: Wenn das Patientenaufkommen höher ist, kann die Beziehung klinischer werden, obwohl es immer noch möglich ist, eine starke Beziehung aufzubauen.

5. Finanzielle und karrierebezogene Herausforderungen

Ländlicher Raum: Obwohl es möglicherweise weniger Konkurrenz gibt, könnte das Einkommen durch das Patientenaufkommen gedämpft werden. Einige Regierungsinitiativen ermutigen jedoch manchmal Spezialisten durch finanzielle Anreize, in ländlichen Gebieten zu praktizieren.

Städtisches Milieu: Zwar kann das Einkommenspotenzial aufgrund des Patientenvolumens hoch sein, doch ist auch die Konkurrenz größer.

Ob in ländlichen oder städtischen Gebieten, die Rolle des Dermatologen ist lebenswichtig. Jedes Umfeld bietet seine eigenen Herausforderungen und Chancen. Die Wahl hängt von den persönlichen Bestrebungen, Werten und Prioritäten des Fachmanns ab.

Dermatologische Versorgung in Not- und Katastrophensituationen

In kritischen Momenten, in denen Notfälle und Katastrophen herrschen, ist die Dermatologie vielleicht nicht das erste medizinische Fachgebiet, das einem in den Sinn kommt. Die Gesundheit der Haut ist jedoch ein wesentlicher Aspekt des allgemeinen Wohlbefindens, insbesondere in Krisensituationen, in denen die äußeren Bedingungen direkte und schwerwiegende Auswirkungen auf die Epidermis haben können.

1. Erkennung von Hautnotfällen:
In Katastrophenzeiten müssen Fachkräfte in der Lage sein, schnell zwischen harmlosen Hauterkrankungen und dermatologischen Notfällen zu unterscheiden, die ein sofortiges Eingreifen erfordern. Zustände wie nekrotisierende Fasziitis, eine schnelle und

lebensbedrohliche Infektion, müssen unverzüglich behandelt werden.

2. Verbrennungen und Traumata:

Katastrophen, seien es Brände, Explosionen oder bewaffnete Konflikte, können zu schweren Verbrennungen führen. Die Erstversorgung, die Beurteilung des Schweregrads, die Dekontaminierung und die Behandlung von Verbrennungen sind entscheidend, um Komplikationen zu verhindern.

3. Expositionsbedingte Erkrankungen:

Im Zusammenhang mit Naturkatastrophen wie Überschwemmungen, Wirbelstürmen oder Erdbeben können Menschen stehendem Wasser, Trümmern oder anderen Bedingungen ausgesetzt sein, die Hautinfektionen begünstigen. Dabei kann es zu Infektionen durch Bakterien, Pilze oder Parasiten kommen.

4. Stressbedingte Ausbrüche und psychische Traumata:

Traumatische Ereignisse können bestimmte Hauterkrankungen wie Psoriasis oder Ekzeme auslösen oder verschlimmern. Die Berücksichtigung des psychologischen Aspekts ist für eine umfassende Behandlung von entscheidender Bedeutung.

5. Hygienebedingungen und Ausbreitung:

In Notsituationen, vor allem in Flüchtlingslagern oder Katastrophengebieten, kann die Hygiene beeinträchtigt sein, wodurch sich ansteckende Hautkrankheiten wie Krätze oder Pilzinfektionen leichter ausbreiten können.

6. Exposition gegenüber chemischen oder biologischen Stoffen:

Bei einem chemischen Angriff oder einer versehentlichen Freisetzung gefährlicher Substanzen ist die Haut oft das erste Organ, das betroffen ist. Eine schnelle Dekontamination und die Behandlung von Hautverletzungen sind von größter Bedeutung.

7. Beschaffung und Logistik:

In Krisengebieten kann der Zugang zu wichtigen Medikamenten und Ausrüstungsgegenständen eingeschränkt sein. Die Vorbereitung auf solche Situationen erfordert eine solide Logistik, um die Versorgung mit den notwendigen Ressourcen wie antibiotischen Cremes, Antiseptika und Verbandsmaterial zu gewährleisten.

8. Ausbildung und Vorbereitung:

Die Schulung von Gesundheitsfachkräften in der dermatologischen Notfallversorgung ist von entscheidender Bedeutung. Regelmäßige Simulationen und Übungen können dazu beitragen, die Teams darauf vorzubereiten, im Katastrophenfall schnell und effektiv zu handeln.

Auch wenn die Dermatologie bei einem Notfall oder einer Katastrophe nicht immer im Vordergrund steht, bleibt die Gesundheit der Haut von entscheidender Bedeutung. Die richtige Vorbereitung, das schnelle Erkennen von Erkrankungen und eine angemessene Intervention können Leben retten und langfristige Komplikationen verhindern. In solchen Momenten ist die Rolle des Dermatologen in Zusammenarbeit mit anderen Spezialisten von unschätzbarem Wert.

Kapitel 19:
RECHTLICHE ASPEKTE
IN DER DERMATOLOGIE

Informierte Zustimmung
und invasive Verfahren

Die informierte Einwilligung ist ein Grundpfeiler der modernen Medizin, der auf der Achtung der Autonomie und der Würde des Patienten beruht. Wenn es um invasive Verfahren geht, insbesondere in der Dermatologie, kommt dieser Einwilligung eine entscheidende Bedeutung zu, da sie sicherstellt, dass der Patient sich der Risiken, Vorteile und verfügbaren Alternativen voll bewusst ist.

1. Die Philosophie der informierten Zustimmung :
Das Konzept beruht auf der Idee, dass jeder Mensch das unveräußerliche Recht hat, selbst zu entscheiden, was mit seinem Körper geschieht. Die Rolle der Angehörigen der Gesundheitsberufe besteht darin, aufzuklären, zu informieren und anzuleiten, aber niemals zu zwingen.

2. Die wesentlichen Elemente der Zustimmung :

Aufklärung: Vor jedem Verfahren muss der Patient über alle relevanten Details informiert werden, einschließlich der Art des Eingriffs, der damit verbundenen Risiken, des erwarteten Nutzens und möglicher Alternativen.

Verständnis: Es reicht nicht aus, Informationen zu liefern; die Fachkraft muss sicherstellen, dass der Patient die Auswirkungen vollständig versteht.

Wille: Die Zustimmung muss aus freiem **Willen** und ohne äußeren oder inneren Druck erfolgen.

3. Häufige invasive Verfahren in der Dermatologie :
Diese Verfahren können von einfachen Hautbiopsien bis hin zu komplexeren chirurgischen Eingriffen wie der Exzision von Melanomen oder der rekonstruktiven Chirurgie reichen.

4. Spezifische Risiken :
Jedes Verfahren hat seine eigenen Risiken. Eine Biopsie kann beispielsweise zu Blutungen, Infektionen oder Narbenbildung führen, während bei schwereren Eingriffen Komplikationen mit der Anästhesie oder verlängerte Erholungszeiten auftreten können.

5. Erwarteter Nutzen :
Neben der Diagnose oder Behandlung der Krankheit kann es auch psychologische Vorteile geben, wie z. B. die Linderung von Ängsten, die mit einer verdächtigen Verletzung verbunden sind.

6. Alternativen :
Für bestimmte Erkrankungen können andere Behandlungsmöglichkeiten zur Verfügung stehen, seien es andere Arten von Operationen, medikamentöse Therapien oder Überwachung.

7. Dokumentation :
Eine ordnungsgemäß eingeholte informierte Einwilligung muss dokumentiert werden, häufig in Form eines unterschriebenen Formulars. Dieses Dokument schützt sowohl den Patienten als auch den Angehörigen der Gesundheitsberufe.

8. Besondere Situationen :
Es kann Zeiten geben, in denen der Patient nicht in der Lage ist, seine Einwilligung zu geben, z. B. bei einem medizinischen Notfall, bei geistiger Behinderung oder wenn der Patient minderjährig ist. In solchen Situationen sollte der Angehörige eines Gesundheitsberufs behutsam navigieren, die Zustimmung der Erziehungsberechtigten einholen oder im besten Interesse des Patienten handeln.

Die Beziehung zwischen dem Angehörigen der Gesundheitsberufe und dem Patienten beruht auf

Vertrauen. Der Prozess der informierten Zustimmung stärkt dieses Vertrauen und gewährleistet, dass der Patient ein aktiver und informierter Partner bei Entscheidungen ist, die seine Gesundheit betreffen. In der Dermatologie, wie in allen Zweigen der Medizin, ist es sowohl eine ethische als auch eine rechtliche Verpflichtung, die Autonomie des Patienten zu respektieren, indem man eine informierte Einwilligung einholt.

Umgang mit Komplikationen und medizinische Fehler

Komplikationen und medizinische Fehler sind zwar unvermeidlich, aber dennoch heikle und schwierige Aspekte der medizinischen Praxis. In der Dermatologie, wie auch in anderen Fachgebieten, ist es von entscheidender Bedeutung, mit ihnen sensibel, ehrlich und professionell umzugehen.

1. Erkennen von Komplikationen und Fehlern :
Der erste Schritt zum angemessenen Umgang mit Problemen besteht darin, sie zu erkennen. Das kann bedeuten, auf postoperative Symptome zu achten, die Ergebnisse einer Biopsie neu zu bewerten oder einen Fehler bei der Verschreibung eines Medikaments einzugestehen.

2. Den Patienten sofort informieren :
Ehrlichkeit ist von entscheidender Bedeutung. Wenn eine Komplikation aufgetreten ist oder ein Fehler gemacht wurde, ist es die Pflicht des Angehörigen der Gesundheitsberufe, den Patienten auf transparente und verständliche Weise darüber zu informieren.

3. Zuhören und Einfühlungsvermögen :
Es ist von grundlegender Bedeutung, einen Raum bereitzustellen, in dem der Patient seine Sorgen, Frustrationen oder Ängste äußern kann.

Einfühlungsvermögen, aktives Zuhören und Unterstützung sind entscheidend, um das Vertrauen wiederherzustellen.

4. Eine Lösung finden :

Wenn ein Fehler auftritt, muss die medizinische Fachkraft sofort nach Möglichkeiten suchen, ihn zu beheben, sei es durch eine zusätzliche Behandlung, eine Überweisung an einen Spezialisten oder eine andere Intervention.

5. Vermeidung von Defensivem :

Es ist natürlich, sich schützen zu wollen oder Fehler zu rationalisieren. Es ist jedoch entscheidend, offen und ehrlich zu bleiben und das Wohl des Patienten in den Vordergrund zu stellen.

6. Analyse und Prävention :

Nach der sofortigen Behandlung der Komplikation oder des Fehlers ist es entscheidend, zu analysieren, was passiert ist. Dies kann eine Fallbesprechung mit Kollegen, eine Aktualisierung der Protokolle oder eine zusätzliche Schulung beinhalten. Ziel ist es, zu verhindern, dass sich solche Vorfälle wiederholen.

7. Rechtliche Aspekte :

Medizinische Fehler können rechtliche Auswirkungen haben. Es ist unerlässlich, über Rechte und Pflichten gut informiert zu sein und sich bei Bedarf mit Rechtsberatern zu beraten. Eine genaue und transparente Dokumentation ist von entscheidender Bedeutung.

8. Unterstützung für die Gesundheitsfachkraft :

Medizinische Fehler können emotionale Auswirkungen auf die Angehörigen der Gesundheitsberufe selbst haben. Sich Unterstützung zu suchen, sei es durch Kollegen, Mentoren oder eine professionelle Therapie, kann entscheidend sein, um den damit verbundenen Stress und die Schuldgefühle zu bewältigen.

Komplikationen und Fehler in der Medizin sind zwar bedauerlich, bieten aber auch Möglichkeiten zum Lernen und zur Verbesserung. Wenn Gesundheitsfachkräfte diese Vorfälle mit Ehrlichkeit, Integrität und Einfühlungsvermögen bewältigen, können sie nicht nur die Folgen für den Patienten mildern, sondern auch das Vertrauen und das Verständnis zwischen Patient und Behandler stärken. Der Schlüssel dazu ist, die Bedürfnisse und das Wohlbefinden des Patienten stets an die erste Stelle zu setzen.

Rechte von Patienten und berufliche Verantwortung

Im medizinischen Bereich sind Patientenrechte und berufliche Verantwortung zwei Seiten derselben Medaille, die eng miteinander verwoben sind, um eine qualitativ hochwertige, ethische und respektvolle Versorgung zu gewährleisten. Hier ist eine fließende Erkundung dieser wesentlichen Wechselwirkung, ganz besonders in der Dermatologie.

Grundlegende Patientenrechte :

Recht auf Information: Jeder Patient hat das Recht, klar und verständlich über seinen Gesundheitszustand, die vorgeschlagenen Behandlungen, deren Nutzen und Risiken sowie mögliche Alternativen informiert zu werden.

Informierte Einwilligung: Vor jedem Eingriff oder jeder Behandlung muss der Patient nach angemessener Aufklärung seine Einwilligung geben.

Recht auf Vertraulichkeit: Die medizinischen Informationen eines Patienten sind privat. Sie dürfen nur mit den an seiner Versorgung beteiligten Gesundheitsfachkräften geteilt werden, es sei denn, es liegt eine ausdrückliche Zustimmung oder eine gesetzliche Verpflichtung vor.

Recht auf Respekt und Würde: Jeder Patient muss mit Respekt behandelt werden, unabhängig von seiner Rasse, Religion, Herkunft, sozioökonomischen Situation oder seinem medizinischen Zustand.

Recht auf Zugang zu seinen Krankenakten: Ein Patient kann verlangen, seine Krankenakte einzusehen oder eine Kopie davon zu erhalten.

Recht, eine Behandlung zu verweigern: Auch nachdem ein Patient über die Folgen aufgeklärt wurde, kann er eine Behandlung oder einen Eingriff verweigern.

Berufliche Verantwortlichkeiten :

Informationspflicht: Der Angehörige der Gesundheitsberufe ist dafür verantwortlich, den Patienten umfassend, klar und unparteiisch zu informieren.

Beachten Sie die informierte Einwilligung: Die Angehörigen der Gesundheitsberufe müssen sich vergewissern, dass der Patient die bereitgestellten Informationen verstanden hat und in Kenntnis der Sachlage seine Einwilligung erteilt hat.

Kompetenz und Aktualisierung des Wissens: Pflegekräfte müssen eine kontinuierliche Weiterbildung gewährleisten, um die bestmögliche Pflege auf der Grundlage der neuesten medizinischen Erkenntnisse zu bieten.

Effektive Kommunikation: Eine klare Kommunikation mit dem Patienten, aber auch mit den anderen Mitgliedern des Pflegeteams, ist für eine koordinierte und effektive Pflege unerlässlich.

Wahrung der Vertraulichkeit: Angehörige der Gesundheitsberufe müssen alle notwendigen Vorsichtsmaßnahmen ergreifen, um die medizinischen Informationen ihrer Patienten zu schützen.

Ethik und Integrität: Die Entscheidungen und Handlungen von Angehörigen der Gesundheitsberufe müssen sich stets an der medizinischen Ethik orientieren, wobei das Wohl des Patienten immer im Vordergrund steht.

Das Gleichgewicht zwischen Patientenrechten und beruflicher Verantwortung ist von grundlegender Bedeutung für die Gewährleistung einer qualitativ hochwertigen dermatologischen Versorgung. Patienten, die informiert und respektiert werden, werden zu aktiven Akteuren ihrer eigenen Gesundheit, während Fachleute, die ihre Verantwortung wahrnehmen, eine Versorgung gewährleisten, die auf Vertrauen, Respekt und Spitzenleistungen beruht.

Kapitel 20:
DERMATOLOGIE UND GEFÄHRDETE BEVÖLKERUNGSGRUPPEN

Dermatologische Pflege
für ältere Menschen

Wenn wir älter werden, unterliegt die Haut Veränderungen, die eine besondere Aufmerksamkeit und Pflege erfordern. Die Auswirkungen der Zeit in Kombination mit jahrelanger Exposition gegenüber den Elementen können bei älteren Menschen zu einer Vielzahl von dermatologischen Bedenken führen. Dieser Abschnitt befasst sich eingehend mit der dermatologischen Pflege, die für diese Altersgruppe geeignet ist, und beleuchtet ihre Besonderheiten.

1. Altersbedingte Hautveränderungen :

Verringerte Elastizität: Mit der Zeit verliert die Haut an Elastizität, was zur Bildung von Falten und schlaffer Haut führt.

Erhöhte Trockenheit: Die Talgproduktion nimmt mit zunehmendem Alter ab, wodurch die Haut trockener wird und anfälliger für Schuppenbildung und Juckreiz ist.

Veränderung der Pigmentierung: Jahrelange Sonneneinstrahlung kann zu braunen Flecken (Lentigos solares) oder depigmentierten Bereichen führen.

Erhöhte Empfindlichkeit: Dünne und trockene Haut ist anfälliger für Verletzungen und braucht auch länger, um zu heilen.

2. Häufige Hauterkrankungen bei älteren Menschen :

Seborrhoische und aktinische Keratosen: Diese gutartigen Läsionen können sich rau anfühlen und in der Farbe von rosa bis braun variieren.

Karzinome: Jahrelange Sonneneinstrahlung erhöht das Risiko für Basalzell- und Spinaliomkarzinome.

Besenreiser: Diese kleinen erweiterten Venen sind an den Beinen üblich.

Atrophie: Verdünnung der Haut, wodurch sie durchscheinend und brüchig wird.

3. Pflegeprinzipien für reife Haut :

Feuchtigkeit: Die tägliche Verwendung von Feuchtigkeitscremes und -lotionen hilft, die Hautbarriere aufrechtzuerhalten.

Sonnenschutz: Auch im fortgeschrittenen Alter ist es wichtig, die Haut vor den schädlichen Auswirkungen der UV-Strahlen zu schützen.

Topische Behandlungen: Einige Medikamente können bei der Behandlung spezifischer altersbedingter Hauterkrankungen helfen.

Regelmäßige Kontrollen: Regelmäßige Besuche beim Dermatologen sind wichtig, um Hautanomalien zu überwachen und zu behandeln.

4. Psychologische Herausforderungen :

Hautveränderungen können sich auf das Selbstwertgefühl und das Körperbild auswirken. Daher ist es von entscheidender Bedeutung, diese Bedenken anzusprechen und entsprechende Unterstützung anzubieten.

5. Interprofessionelle Zusammenarbeit :

Die Behandlung älterer Menschen erfordert oft eine Zusammenarbeit zwischen Dermatologen, Allgemeinmedizinern, Geriatern und anderen Fachärzten, um einen ganzheitlichen Ansatz zu gewährleisten.

Die geriatrische Dermatologie erfordert einen aufmerksamen und persönlichen Ansatz, der die einzigartigen Herausforderungen berücksichtigt, mit denen ältere Menschen konfrontiert sind. Durch die Verbindung von medizinischer Wissenschaft, Mitgefühl und Zuhören ist es möglich, älteren Menschen die Hautpflege zukommen zu lassen, die sie benötigen, und gleichzeitig ihre Würde und ihr allgemeines Wohlbefinden zu respektieren.

Dermatologie und immunsupprimierte Patienten

Die Behandlung von immungeschwächten Patienten in der Dermatologie ist komplex und erfordert ein gründliches Verständnis der besonderen Herausforderungen, die mit dieser Population verbunden sind. Diese Patienten entwickeln aufgrund ihres geschwächten Immunsystems mit größerer Wahrscheinlichkeit Hauterkrankungen, die atypisch, schwer oder resistent gegen Standardbehandlungen sein können.

1. Hintergrund der Immunsuppression :
   Definition und Arten : Eine Immunsuppression ist eine verminderte Fähigkeit des Immunsystems, Infektionen und andere Krankheiten zu bekämpfen. Sie kann durch Krankheiten (z. B. HIV), Medikamente (Immunsuppressiva, Chemotherapie) oder andere Ursachen (z. B. Organtransplantation) verursacht werden.
2. Häufige Hauterkrankungen bei immunsupprimierten Patienten :
   Opportunistische Infektionen : Aufgrund ihres geschwächten Immunsystems sind diese Patienten anfälliger für Hautinfektionen, die durch Bakterien, Viren, Pilze oder Parasiten verursacht werden.
   Hauttumore: Einige Hautkrebsarten treten bei immungeschwächten Patienten häufiger auf und können aggressiver sein.

Hautmanifestationen systemischer Erkrankungen: Krankheiten wie HIV können spezifische dermatologische Anzeichen aufweisen.

3. Diagnose und Überwachung :

Klinische Untersuchung: Regelmäßige Hautuntersuchungen sind wichtig, um Auffälligkeiten schnell zu erkennen und zu behandeln.

Diagnostische Tests: Biopsien, Kulturen und andere Tests können erforderlich sein, um Hauterkrankungen bei diesen Patienten zu diagnostizieren.

4. Therapeutische Betreuung :

Topische Behandlungen: Medikamente, die direkt auf die Haut aufgetragen werden, wie z. B. Antimykotika oder antivirale Mittel, können wirksam sein.

Systemische Therapien: In einigen Fällen kann eine orale oder injizierbare medizinische Intervention erforderlich sein.

Besondere Vorsichtsmaßnahmen: Aufgrund ihres immunsupprimierten Zustands können bestimmte Arzneimittel bei diesen Patienten erhöhte Nebenwirkungen haben.

5. Bedeutung der Prävention :

Vermeidung von Auslösern : Für immungeschwächte Patienten ist es entscheidend, Situationen zu vermeiden, die ihren Zustand verschlimmern könnten, z. B. übermäßige Sonneneinstrahlung oder Kontakt mit kranken Menschen.

Impfungen: Obwohl einige Impfungen bei einigen immungeschwächten Patienten kontraindiziert sein können, sind andere zur Vermeidung schwerer Krankheiten unerlässlich.

6. Interprofessionelle Zusammenarbeit :

Der Umgang mit immunsupprimierten Patienten erfordert oft eine enge Zusammenarbeit zwischen Dermatologen,

Infektiologen, Onkologen und anderen Fachärzten, um eine umfassende Betreuung zu gewährleisten.

Immunsupprimierte Patienten stellen die Dermatologie vor einzigartige Herausforderungen, die eine besondere Wachsamkeit und Expertise erfordern. Ein ganzheitlicher, patientenzentrierter Ansatz in Verbindung mit interdisziplinärer Zusammenarbeit kann dazu beitragen, die Lebensqualität dieser Patienten zu verbessern und gleichzeitig ihre Hauterkrankungen wirksam zu behandeln.

Hautpflege für Patienten am Ende des Lebens

Wenn sich ein Mensch in der Endphase seiner Krankheit befindet, ist die Qualität der Pflege, die er erhält, umso entscheidender. Die Hautpflege bei Patienten am Lebensende ist nicht nur eine Frage der Ästhetik oder des Komforts, sondern spielt eine große Rolle für den Respekt und die Würde des Patienten.

1. Verstehen Sie die Herausforderungen:
   Physiologische Veränderungen: Am Ende des Lebens kann die Haut dünner, trockener und weniger elastisch werden. Außerdem ist sie anfälliger für Verletzungen oder Infektionen.
   Assoziierte Symptome : Dehydrierung, eingeschränkte Mobilität, Medikation und andere Faktoren können zu Hautproblemen beitragen.
2. Dekubitus und Druckverletzungen:
   Vorbeugung: Die regelmäßige Rotation des Patienten, die Verwendung spezieller Kissen und gute Hygiene sind entscheidend.
   Behandlung : Die Behandlung von Druckgeschwüren erfordert eine regelmäßige Beurteilung, eine

angemessene Reinigung und manchmal auch topische Behandlungen.

3. Pflege für trockene und zarte Haut:

Feuchtigkeit: Das regelmäßige Auftragen von Cremes und Salben kann helfen, die Integrität der Haut zu erhalten.

Sanfte Bäder: Lauwarme Bäder mit milden Produkten können helfen, die Haut zu reinigen, ohne sie zu reizen.

4. Umgang mit Hautinfektionen:

Früherkennung: Die frühzeitige Erkennung von Anzeichen einer Infektion ermöglicht ein schnelles Eingreifen.

Geeignete Behandlung: Dazu können topische oder orale Antibiotika gehören.

5. Bequemlichkeit und Schmerzlinderung:

Beruhigende Gels und Cremes : Einige Produkte können eine vorübergehende Linderung des Juckreizes oder der Schmerzen bieten.

Medikation : Zur Behandlung von Schmerzen bei schweren Hauterkrankungen können Analgetika erforderlich sein.

6. Psychosoziale Versorgung:

Würde und Respekt: Die Haut des Patienten sauber und unversehrt zu halten, trägt zur Wahrung seiner Würde bei.

Kommunikation: Sprechen Sie offen mit dem Patienten und seiner Familie über die Bedürfnisse und Anliegen bezüglich der Haut.

7. Zusammenarbeit mit dem Pflegeteam:

Koordination der Pflege: Arbeiten Sie eng mit Ärzten, Krankenpflegern, Pflegehelfern und anderen Spezialisten zusammen, um eine umfassende Pflege zu gewährleisten.

Aufklärung: Schulen Sie das Pflegepersonal in den besten Praktiken der Hautpflege bei Patienten am Lebensende.

Die Hautpflege bei Patienten am Lebensende ist ein wesentlicher Aspekt der Palliativmedizin. Sie erfordert sorgfältige Aufmerksamkeit, klinisches Fachwissen und einen von Mitgefühl geprägten Ansatz. Indem sie den Schwerpunkt auf den Komfort, die Würde und das Wohlbefinden des Patienten legen, können Gesundheitsfachkräfte in dieser heiklen Zeit unschätzbare Unterstützung bieten.

Kapitel 21:
UMGANG MIT SCHMERZEN
UND SYMPTOME

Umgang mit chronischen Schmerzen in Verbindung mit Hauterkrankungen

Hautschmerzen werden im Vergleich zu anderen Formen chronischer Schmerzen oft als geringfügiges Symptom wahrgenommen, sind jedoch für Patienten mit Hauterkrankungen eine sehr präsente und manchmal schwächende Realität. Er interagiert auf komplexe Weise mit der Physiologie, der Psychologie und dem allgemeinen Wohlbefinden des Patienten.

1. Die Realität von Hautschmerzen:
   - **Multidimensionale Natur**: Hautschmerzen können akut, chronisch, stechend, brennend oder juckend sein. Er variiert in seiner Intensität und kann kontinuierlich oder intermittierend auftreten.
   - **Verschiedene Ursprünge**: Sie kann durch Entzündungen, Infektionen, Nervenschädigungen oder Gefäßstörungen entstehen.
2. Auswirkungen auf die Lebensqualität:
   - **Schlafstörungen**: Schmerzen oder Juckreiz können den Schlafzyklus stören und zu Müdigkeit und Stimmungsschwankungen führen.
   - **Alltägliche Schwierigkeiten**: Einfache Tätigkeiten wie Duschen, Anziehen oder sogar Sitzen können schmerzhaft werden.
   - **Psychologische Auswirkungen**: Chronische Schmerzen können zu Angstzuständen, Depressionen und sozialer Isolation führen.

3. Bewertung der Schmerzen:

Schmerzskalen: Verwenden Sie standardisierte Instrumente, um Schmerzen und deren Fortschreiten zu quantifizieren.

Schmerztagebuch: Ermutigen Sie die Patienten, ein Tagebuch zu führen, in dem Art, Intensität und Dauer der Schmerzen detailliert beschrieben werden.

4. Therapeutische Ansätze:

Topische Behandlungen: Schmerzlindernde oder entzündungshemmende Cremes, Salben und Gele.

Orale Medikamente: Analgetika, Entzündungshemmer, Antihistaminika oder sogar Antikonvulsiva bei neuropathischen Schmerzen.

Alternative Therapien: Akupunktur, Kälte-/Wärme- oder Lichttherapie.

5. Psychologische Unterstützung:

Kognitive Verhaltenstherapie (KVT): Hilft dem Patienten, mit Schmerzen und den damit verbundenen Emotionen umzugehen.

Selbsthilfegruppe: Teilen und tauschen Sie sich mit anderen Patienten aus, die ähnliche Erfahrungen machen.

6. Bildung und Prävention:

Vermeidung von Auslösern: Erkennen und Vermeiden von erschwerenden Faktoren, seien sie umweltbedingt, chemisch oder anderweitig.

Hautpflege: Eine geeignete Pflegeroutine, um die Haut zu schützen und einer Verschlimmerung der Schmerzen vorzubeugen.

7. Interprofessionelle Zusammenarbeit:

Multidisziplinäres Team: Dermatologen, Krankenpfleger, Neurologen, Psychologen und andere Spezialisten können zusammenarbeiten, um eine ganzheitliche Schmerzbehandlung zu ermöglichen.

Der Umgang mit chronischen Schmerzen bei Hauterkrankungen erfordert einen multidimensionalen und personalisierten Ansatz. Indem der Patient in den Mittelpunkt der Behandlung gestellt wird und medizinische, psychologische und pädagogische Lösungen integriert werden, ist es möglich, diese Schmerzen besser zu bewältigen und die Lebensqualität der Patienten deutlich zu verbessern.

Palliativmedizinische Betreuung in der Dermatologie

Wenn von Palliativmedizin die Rede ist, denkt man oft an schwere Erkrankungen wie Krebs, Herzkrankheiten oder Demenz. Die palliativmedizinische Versorgung in der Dermatologie ist jedoch ebenso entscheidend, auch wenn sie weniger anerkannt wird. Diese Versorgung konzentriert sich auf die Linderung von Symptomen und die Verbesserung der Lebensqualität von Patienten mit fortgeschrittenen oder unheilbaren dermatologischen Erkrankungen.

1. Notwendigkeit der Palliativmedizin in der Dermatologie :
   Komplexität der Symptome: Dermatologische Erkrankungen können, auch wenn sie oberflächlich erscheinen, zu starken Schmerzen, Juckreiz, Infektionen und psychologischen Komplikationen führen.
   Auswirkungen auf die Lebensqualität: Die Hauterscheinungen können das Selbstwertgefühl, die soziale Interaktion und die tägliche Funktionsfähigkeit der Patienten tiefgreifend beeinträchtigen.
2. Häufige Symptome und ihre Behandlung :
   Schmerzen: Verwendung von topischen Analgetika, Entzündungshemmern oder anderen Medikamenten gegen neuropathische Schmerzen.

Juckreiz: Hautbefeuchtung, Antihistaminika, Phototherapie oder systemische Behandlungen können eingesetzt werden.

Beeinträchtigung der Hautintegrität: Verbände, antibakterielle Cremes und Wundversorgung.

3. Psychosozialer Ansatz :

Psychologische Unterstützung: Therapie, Beratung und Selbsthilfegruppen, die den Patienten helfen, mit den emotionalen Auswirkungen von Hauterkrankungen umzugehen.

Kommunikation: Bereitstellung klarer und ehrlicher Informationen über die Krankheit und die Prognose, während Sie den Sorgen der Patienten zuhören und auf sie eingehen.

4. Zusammenarbeit mit anderen Fachrichtungen :

Multidisziplinäres Team: Dermatologen, Krankenpfleger, Psychologen, Sozialarbeiter und andere Gesundheitsfachkräfte arbeiten zusammen, um den komplexen Bedürfnissen der Patienten gerecht zu werden.

5. Spirituelle und kulturelle Aspekte :

Respekt vor Überzeugungen: Verstehen und respektieren Sie die spirituellen und kulturellen Überzeugungen der Patienten, um eine patientenzentrierte Versorgung zu ermöglichen.

Rituale und Bräuche: Erleichtern Sie die Ausübung von Ritualen und Bräuchen, die dem Patienten helfen können, Trost und Sinn zu finden.

6. Entscheidung am Lebensende :

Advanced Discussion: Gespräche über die Wünsche und Präferenzen des Patienten für das Lebensende, einschließlich Patientenverfügungen und Entscheidungen über Wiederbelebung.

Symptommanagement: Sicherstellen, dass sich der Patient wohlfühlt, Schmerzen und andere störende Symptome lindern.

Die palliativmedizinische Versorgung in der Dermatologie ist ein wesentlicher Aspekt der patientenzentrierten Versorgung. Sie erfordert einen ganzheitlichen Ansatz, der nicht nur die körperlichen Symptome, sondern auch die emotionalen, sozialen und spirituellen Bedürfnisse der Patienten berücksichtigt. Indem sie diese Bedürfnisse erkennen und darauf eingehen, können die Angehörigen der Gesundheitsberufe eine hochwertige, von Mitgefühl und Würde geprägte Versorgung für diejenigen anbieten, die mit fortgeschrittenen oder unheilbaren dermatologischen Erkrankungen konfrontiert sind.

Nicht-pharmakologische Strategien für den Umgang mit Schmerzen und Juckreiz

Schmerzen und Pruritus oder Juckreiz sind zwei Symptome, die häufig mit einer Vielzahl von dermatologischen Erkrankungen einhergehen. Obwohl pharmakologische Maßnahmen häufig bevorzugt werden, können nicht-pharmakologische Methoden eine entscheidende Rolle spielen, wenn sie die medikamentöse Behandlung ergänzen oder für diejenigen, die nach weniger invasiven Alternativen suchen. Diese Ansätze können nicht nur diese Symptome lindern, sondern auch die allgemeine Lebensqualität der Patienten verbessern.

1. Verhaltensmaßnahmen :
   Kognitive Verhaltenstherapie (KVT): Die KVT hilft, negative Gedanken und Verhaltensweisen, die mit Schmerzen und Juckreiz verbunden sind, zu erkennen und zu ändern, und lehrt die Patienten Strategien, um mit ihren Symptomen umzugehen.
   Biofeedback: Bei dieser Methode lernen Patienten, bestimmte Körperfunktionen zu steuern, die dabei helfen, Schmerzen oder Juckreiz zu reduzieren.

2. Entspannungstechniken :

Tiefe Atmung: Tief einatmen und dann langsam ausatmen kann helfen, den Körper zu entspannen und die Aufmerksamkeit vom Schmerz abzulenken.

Geführte Visualisierung: Sich einen friedlichen Ort oder eine friedliche Szene vorzustellen, kann eine beruhigende Wirkung haben.

Meditation und Achtsamkeit: Die Fokussierung der Aufmerksamkeit auf den gegenwärtigen Moment kann helfen, Stress abzubauen und die Wahrnehmung von Schmerzen zu minimieren.

3. Physische Intervention :

Wärmetherapie: Die Anwendung von Wärme, wie z. B. heiße Kompressen, kann einige Hautschmerzen lindern.

Kryotherapie: In manchen Fällen kann Kälte, z. B. kalte Kompressen, hilfreich sein.

Massage: Eine Massage kann die Durchblutung verbessern, Stress abbauen und Muskelverspannungen lösen, was wiederum zur Schmerzlinderung beitragen kann.

4. Elektrische Stimulation :

Transkutane elektrische Neurostimulation (TENS): Bei dieser Methode werden kleine elektrische Ströme verwendet, um die Nerven zu stimulieren und Schmerzen zu reduzieren.

5. Ergänzende Ansätze :

Akupunktur: Diese alte chinesische Technik, bei der dünne Nadeln an bestimmten Punkten in die Haut eingestochen werden, kann bei der Behandlung von Schmerzen und Juckreiz wirksam sein.

Aromatherapie: Einige ätherische Öle können beruhigende oder entzündungshemmende Eigenschaften haben.

Pflanzliche Therapien : Pflanzliche Heilmittel wie Aloe Vera oder Kamille können die gereizte Haut beruhigen.

6. Änderungen des Lebensstils :

- **Haferbäder**: Kolloidaler Hafer hat beruhigende Eigenschaften, die helfen können, den Juckreiz zu lindern.
- **Feuchtigkeitsversorgung der Haut**: Verwenden Sie regelmäßig Weichmacher oder Feuchtigkeitscremes, um die Haut feucht und geschützt zu halten.
- **Vermeidung von Auslösern**: Identifizieren und vermeiden Sie Substanzen oder Bedingungen, die Schmerzen oder Juckreiz verschlimmern, wie z. B. bestimmte Stoffe, Reinigungsmittel oder Allergene.

Nicht-pharmakologische Methoden zur Bewältigung von Schmerzen und Juckreiz können eine erhebliche Linderung ohne die potenziellen Nebenwirkungen von Medikamenten bieten. Auch wenn es unerlässlich ist, bei anhaltenden Bedenken oder Symptomen einen Angehörigen der Gesundheitsberufe zu konsultieren, kann die Integration dieser Ansätze das Wohlbefinden der Patienten erheblich verbessern.

Kapitel 22:
PSYCHODERMATOLOGISCHE ASPEKTE

Die Schnittstelle zwischen Psychologie und Dermatologie

Die Schnittstelle zwischen Psychologie und Dermatologie ist eine faszinierende Überschneidung von Geist und Körper, die veranschaulicht, wie untrennbar unsere Haut und unsere Psyche miteinander verbunden sind. Die Haut als äußerstes Organ ist häufig Schauplatz sichtbarer Manifestationen innerer Störungen, sowohl physischer als auch psychischer Art. Sie spiegelt nicht nur unseren Gesundheitszustand wider, sondern auch unsere Emotionen, Stress und Sorgen.

Bei der Betrachtung dieses Zusammenhangs wird deutlich, dass viele dermatologische Erkrankungen eine bedeutende psychologische Komponente haben. Beispielsweise können Zustände wie Psoriasis oder Ekzeme durch Stress oder Angstzustände verstärkt werden. Umgekehrt kann das Leben mit einer sichtbaren Hauterkrankung zu Gefühlen von Angst, Scham oder Depression führen, wodurch ein Teufelskreis aus psychischer Not und dermatologischen Symptomen entsteht. Rosazea beispielsweise kann durch Verlegenheit und Stress verschlimmert werden, kann aber aufgrund des veränderten Hautbildes auch die Ursache für diese Emotionen sein.

Auch die Trichotillomanie, eine Störung, bei der Personen dazu gebracht werden, sich an den Haaren zu ziehen oder in die Haut zu kneifen, zeigt, wie eng Psychologie und Dermatologie miteinander verbunden sein können. Hier führt ein psychologisches Verhalten direkt zu einem dermatologischen Trauma.

Diese Schnittmenge ist jedoch nicht auf Krankheiten beschränkt. Die Art und Weise, wie wir unsere Haut und unser Aussehen wahrnehmen, kann einen tiefgreifenden Einfluss auf unser Selbstwertgefühl und unser Körperbild haben. In einer zunehmend visuellen Gesellschaft können wahrgenommene Unvollkommenheiten, seien es Falten, Narben oder andere Zeichen, einen tiefgreifenden Einfluss darauf haben, wie wir uns selbst sehen und wie wir glauben, dass andere uns wahrnehmen.

Die Erkenntnis dieser engen Beziehung zwischen Psyche und Haut hat zur Entstehung der "Psychodermatologie" geführt, einer Unterdisziplin, die sich auf die Überschneidung von Dermatologie und Psychologie konzentriert. Psychodermatologen helfen bei der Behandlung von Hauterkrankungen, die durch Stress oder Emotionen verschlimmert werden, und unterstützen die Patienten auch bei der Bewältigung der psychischen Belastung, die mit ihren Hauterkrankungen einhergeht.

Diese Schnittstelle zwischen Psychologie und Dermatologie bestärkt die Idee, dass man einen ganzheitlichen Ansatz verfolgen muss, um wirklich heilen zu können. Die Haut ist nicht nur ein Spiegel unseres körperlichen Zustands, sondern auch ein Spiegelbild unserer inneren Welt. Und für viele kann der Weg zu einer gesunden Haut mit einem gesunden Verständnis und Management der Psyche beginnen.

Umgang mit Beschwerden wie psychogenem Pruritus, Trichotillomanie

Die Behandlung von Erkrankungen an der Schnittstelle zwischen Dermatologie und Psychologie, wie psychogener Pruritus und Trichotillomanie, erfordert einen mehrdimensionalen Ansatz, der dermatologische Pflege und psychologische Unterstützung miteinander verbindet.

Psychogener Pruritus

Psychogener Pruritus ist ein chronischer Juckreiz ohne erkennbare dermatologische Ursache, der häufig mit psychologischen Faktoren wie Stress, Angst oder Stimmungsschwankungen in Verbindung gebracht wird.

Diagnostischer Ansatz :

- Ausschluss anderer Ursachen für Juckreiz durch dermatologische Tests und Labortests.
- Psychiatrische Beurteilung, um emotionale Auslöser oder Komorbiditäten zu identifizieren.

Behandlung :

- **Dermatologische Pflege: Es** können Weichmacher zur Verringerung der Hauttrockenheit und Antihistaminika zur Bewältigung des Juckreizes empfohlen werden.
- **Psychologische Therapien:** Eine kognitive Verhaltenstherapie kann dem Patienten helfen, die Auslöser des Juckreizes zu erkennen und zu bewältigen. Auch Meditation und Entspannungstechniken können hilfreich sein.
- **Medikation:** Antidepressiva oder Anxiolytika können verschrieben werden, wenn der Juckreiz mit einer Depression oder Angstzuständen einhergeht.

Trichotillomanie

Trichotillomanie, auch bekannt als Haarausreißstörung, ist eine Zwangsstörung, bei der Personen wiederholt an ihren Haaren ziehen, was zu sichtbarem Haarausfall führt.

Diagnostischer Ansatz :

Klinische Untersuchung, um die Bereiche mit Haarausfall zu identifizieren.

Interviews, um die Ernsthaftigkeit von Zwängen zu verstehen.

Behandlung :

Kognitive Verhaltenstherapie (KVT): Dies ist die Behandlung der Wahl bei Trichotillomanie. Die CBT hilft dem Patienten, die Situationen oder Emotionen zu identifizieren, die den Drang, sich die Haare zu ziehen, auslösen, und Strategien zu entwickeln, um diesem Drang zu widerstehen.

Medikation: Obwohl es keine speziellen Medikamente für Trichotillomanie gibt, können einige Antidepressiva oder Antipsychotika helfen, die Symptome zu reduzieren.

Unterstützung und Bildung: Selbsthilfegruppen können eine wertvolle Hilfe sein, in denen die Patienten ihre Erfahrungen austauschen und neue Bewältigungsstrategien erlernen können.

In beiden Fällen ist eine enge Zusammenarbeit zwischen Dermatologen und Fachleuten für psychische Gesundheit von entscheidender Bedeutung. Dies gewährleistet einen ganzheitlichen Behandlungsansatz, der sowohl die Hautsymptome als auch die zugrunde liegenden psychologischen Ursachen anspricht.

Die Rolle des Krankenpflegers bei der Behandlung von psychodermatologischen Störungen

In der weiten Welt der Dermatologie hat die Überschneidung von Hauterkrankungen mit psychologischen Faktoren die Tür zu einem faszinierenden Gebiet namens Psychodermatologie geöffnet. Hier können Hautsymptome oftmals ein Spiegel der Psyche sein und innere Konflikte, Stress oder Ängste widerspiegeln. In diesem komplexen und multidimensionalen Kontext kommt der Rolle des Krankenpflegers eine besondere Bedeutung zu.

Erstens spielt der Krankenpfleger eine entscheidende Rolle bei der Früherkennung von psychodermatologischen Störungen. Durch seine regelmäßige und oftmals längere Interaktion mit den Patienten kann der Krankenpfleger subtile Anzeichen wahrnehmen, die der Patient bei einer kurzen ärztlichen Untersuchung möglicherweise nicht preisgibt. Dies können Beobachtungen über zwanghaftes Kratzen, selbst zugefügte Läsionen oder sogar Anzeichen von Angst oder Hilflosigkeit bei Gesprächen über bestimmte Hauterkrankungen sein.

Neben der Erkennung bietet der Krankenpfleger den Patienten auch emotionale Unterstützung. Die psychologische Natur einer Hauterkrankung zu erkennen und zu akzeptieren, kann für viele Patienten schwierig sein. Manche empfinden vielleicht Scham, Schuldgefühle oder Verleugnung. Der Krankenpfleger kann mit seiner einfühlsamen Herangehensweise und seinem aktiven Zuhören ein offenes Ohr bieten, den Patienten beruhigen und ihnen helfen, durch den Prozess des Verstehens und Akzeptierens ihres Zustands zu navigieren.

Auch die Aufklärung ist ein wesentlicher Aspekt der Betreuung durch den Krankenpfleger. Er ist dafür verantwortlich, die Patienten über ihren Zustand, die verfügbaren Behandlungsmethoden und Maßnahmen zur Selbsthilfe zu unterrichten. Im Fall von psychodermatologischen Störungen kann dies Entspannungstechniken, Methoden zur Stressbewältigung oder sogar Hinweise auf ergänzende Therapien wie Meditation oder Yoga umfassen.

Der Krankenpfleger fungiert auch als entscheidendes Bindeglied zwischen dem Dermatologen und anderen Fachärzten wie Psychologen oder Psychiatern. Bei der Behandlung von psychodermatologischen Störungen ist ein integrierter Ansatz oft am vorteilhaftesten. Der Krankenpfleger kann diese Zusammenarbeit erleichtern, indem er dafür sorgt, dass alle Beteiligten über Fortschritte, Bedenken oder Veränderungen im Zustand des Patienten informiert sind.

Schließlich, aber genauso wichtig, spielt der Krankenpfleger in der Dermatologie auch eine präventive Rolle. Durch Aufklärungsveranstaltungen, Broschüren oder persönliche Gespräche kann der Krankenpfleger das Bewusstsein der Patienten für die Zusammenhänge zwischen Haut und Seele schärfen und so eine frühzeitige Behandlung und das Erkennen der auslösenden Faktoren fördern.
In der Welt der Psychodermatologie fungiert der Krankenpfleger als unterstützende Säule, Erzieher, Koordinator und Fürsprecher und stellt sicher, dass die Patienten eine ganzheitliche Behandlung erhalten, bei der nicht nur die Haut, sondern auch die Seele behandelt wird.

Kapitel 23:
DERMATOLOGIE UND GLOBALE GESUNDHEIT

Die Auswirkungen der Ernährung und Lebensstil auf die Haut

In dem riesigen Ökosystem unseres Körpers ist jedes Element miteinander verbunden. Wie ein Spiegel spiegelt die Haut, unser größtes Organ, oft den inneren Zustand unseres Körpers wider. Die Auswirkungen von Ernährung und Lebensstil auf die Gesundheit der Haut sind ein komplexes Zusammenspiel, das von einer Vielzahl von Faktoren und Mechanismen beeinflusst wird.

Ernährung: Die Macht des Tellers
Unsere Ernährung spielt eine zentrale Rolle für die allgemeine Gesundheit der Haut. Die Lebensmittel, die wir zu uns nehmen, liefern wichtige Nährstoffe, die die Zellregeneration, Entzündungen, Feuchtigkeitsversorgung und den Schutz vor schädlichen Umwelteinflüssen beeinflussen.

 Antioxidantien: Lebensmittel, die reich an Antioxidantien sind, wie Beeren, Nüsse, grünes Blattgemüse und grüner Tee, helfen bei der Bekämpfung freier Radikale, die oxidative Schäden an der Haut verursachen und die Hautalterung beschleunigen können.

 Omega-3-Fettsäuren: Sie kommen in Fisch, Chiasamen und Nüssen vor und sind wichtig, um die Elastizität und Feuchtigkeit der Haut zu erhalten.

 Wasser: Eine ausreichende Flüssigkeitszufuhr ist entscheidend. Ausreichend Wasser zu trinken hilft, die

Elastizität der Haut zu erhalten und Trockenheit zu verhindern.

Entzündungsfördernde Lebensmittel: Eine Ernährung, die reich an Zucker, gesättigten Fetten und verarbeiteten Produkten ist, kann Entzündungen verstärken und zu Erkrankungen wie Akne, Rosazea und Dermatitis beitragen.

Lebensstil: Gewohnheiten, die sprechen

Neben der Ernährung haben auch andere Aspekte des Lebensstils einen großen Einfluss auf die Gesundheit der Haut.

Stress: Chronischer Stress kann eine Entzündungsreaktion auslösen, die Erkrankungen wie Psoriasis oder Ekzeme verschlimmert. Entspannung und Stressbewältigungstechniken wie Meditation und Yoga können sich positiv auswirken.

Schlaf: Ein guter Schlaf ermöglicht es der Haut, sich zu regenerieren. Schlafmangel kann zu dunklen Augenringen, fahler Haut und verstärkten Alterserscheinungen führen.

Bewegung: Körperliche Aktivität regt die Blutzirkulation an, was dazu beiträgt, die Hautzellen zu nähren und Abfallstoffe abzutransportieren.

Sonneneinstrahlung: Obwohl die Sonne Vitamin D liefert, kann eine übermäßige Sonneneinstrahlung ohne ausreichenden Schutz zu Hautschäden führen, von vorzeitiger Hautalterung bis hin zu einem erhöhten Hautkrebsrisiko.

Schöne und gesunde Haut ist das Ergebnis eines empfindlichen Gleichgewichts zwischen einer nährstoffreichen Ernährung und einem gesunden Lebensstil. Dieses Zusammenspiel zu verstehen, bietet einen proaktiven Ansatz, um unsere Haut von innen und außen zu hegen, zu schützen und zu pflegen. Schließlich sieht man es unserer Haut an, wenn wir unseren Körper pflegen.

Körperliche Aktivität, Stress und Haut

Die Wechselwirkung zwischen körperlicher Aktivität, Stress und Haut bildet ein komplexes Dreibein im weiten Feld der Gesundheit und des Wohlbefindens. Bewegung und Stressbewältigung können große Auswirkungen auf die Haut haben, und hier ist, wie sie eng miteinander verbunden sind:

Körperliche Aktivität: Ein Sauerstoffstoß für die Haut

Anregung der Durchblutung: Bewegung erhöht den Blutfluss, was dazu beiträgt, die Hautzellen zu nähren und ihre Vitalität zu erhalten. Dieser erhöhte Blutfluss versorgt die Haut mit Sauerstoff und wichtigen Nährstoffen und beseitigt gleichzeitig Abfallstoffe, einschließlich freier Radikale.

Schwitzen: Schweiß spült Unreinheiten aus, was dazu beitragen kann, die Poren zu öffnen und Akne zu reduzieren. Allerdings ist es wichtig, sich nach dem Sport zu waschen, damit sich der Schweiß nicht ansammelt und Hautprobleme verschlimmert.

Stressabbau: Sport setzt Endorphine frei, die oft als "Glückshormone" bezeichnet werden. Diese Moleküle helfen, Stress abzubauen, was dessen Auswirkungen auf die Haut mildern kann.

Stress: Die unsichtbare Verbindung mit der Haut

Entzündliche Reaktionen: Anhaltender Stress führt zu einer erhöhten Produktion von Cortisol und anderen Hormonen. Diese Hormone können die Talgdrüsen stimulieren, was zu einer übermäßigen Talgproduktion und damit zu Akne führt.

Beschleunigte Alterung: Chronischer Stress kann die Struktur und den Feuchtigkeitsgehalt der Haut beeinträchtigen, was zu einem Verlust an Elastizität und zur Entstehung von Falten führt.

Exazerbierte Erkrankungen : Stress kann bereits bestehende Hauterkrankungen wie Psoriasis, Ekzeme und Rosazea verschlimmern.

Auswirkungen auf das Immunsystem: Stress schwächt das Immunsystem, was die Haut anfälliger für Infektionen machen und ihren Heilungsprozess verlangsamen kann.

Das perfekte Gleichgewicht: Körperliche Aktivität gegen Stress
Sport wird oft als Antistresstherapie angesehen. Sie bietet nicht nur ästhetische Vorteile, sondern spielt auch eine entscheidende Rolle bei der Regulierung der Stressreaktion unseres Körpers. Durch die Einbeziehung einer regelmäßigen Bewegungsroutine können wir die Elastizität der Haut verbessern, ihre Ausstrahlung erhöhen und vor allem die negativen Auswirkungen von Stress auf die Haut reduzieren.

Die Harmonie zwischen regelmäßiger körperlicher Aktivität und einem effektiven Stressmanagement kann der Schlüssel zur Erhaltung einer gesunden und strahlenden Haut sein. Diese Symbiose zu erkennen und entsprechend zu handeln, kann zu einer besseren Hautgesundheit und einem gesteigerten allgemeinen Wohlbefinden führen.

Integration der Dermatologie in einem ganzheitlichen Ansatz zur Gesundheit

Der ganzheitliche Gesundheitsansatz betont die Integration von Körper, Geist und Seele und erkennt an, dass alle diese Elemente miteinander verbunden sind und sich auf die Gesamtgesundheit einer Person auswirken. Die Dermatologie, die oft als ein Fachgebiet angesehen wird, das sich ausschließlich auf Hauterkrankungen konzentriert, passt perfekt in diesen ganzheitlichen Rahmen, wenn man sie als Ganzes betrachtet.

Körper: Die sichtbaren Manifestationen der inneren Gesundheit

Spiegelbild der allgemeinen Gesundheit: Zustände wie eine Gelbfärbung der Haut können auf Leberprobleme hinweisen, während Hautausschläge ein Anzeichen für Nahrungsmittelallergien sein können. Die Haut dient oft als Barometer für die innere Gesundheit des Körpers.

Ernährung und Haut: Die Ernährung hat einen direkten Einfluss auf die Gesundheit der Haut. Lebensmittel, die reich an Antioxidantien, Omega-3-Fettsäuren und Vitaminen sind, können die Klarheit und Elastizität der Haut verbessern.

Toxine und Ausscheidung: Die Haut spielt eine entscheidende Rolle bei der Ausscheidung von Toxinen. Wiederkehrende Hautprobleme können auf ein Ungleichgewicht oder eine Ansammlung von Toxinen im Körper hinweisen.

Geist : Die psychologischen Auswirkungen von Hauterkrankungen

Selbstwertgefühl und Körperbild: Hauterkrankungen, sei es Akne oder Schuppenflechte, können einen tiefgreifenden Einfluss auf das Selbstwertgefühl haben. Der ganzheitliche Ansatz erkennt diese Verbindung und versucht, nicht nur die Krankheit, sondern auch ihre psychologischen Folgen zu behandeln.

Stress und Haut: Stress kann Hauterkrankungen auslösen oder verschlimmern. Eine ganzheitliche Behandlung bewertet Stress als potenziellen Mitverursacher und bietet Möglichkeiten, mit ihm umzugehen.

Seele: Verbindung mit sich selbst und der Umwelt

- **Wellness-Praktiken**: Techniken wie Meditation, Yoga oder tiefes Atmen können Vorteile für die Haut bieten, indem sie Stress abbauen, die Durchblutung verbessern und eine bessere allgemeine Gesundheit fördern.
- **Verbindung zur Natur**: Die Verwendung von Naturprodukten, mäßige Sonnenbestrahlung für Vitamin D und die Berücksichtigung der Vorteile der Natur (wie frische Luft) sind alle entscheidend für eine gesunde Haut.
- **Intuition und Körperhören**: Der ganzheitliche Ansatz ermutigt dazu, auf den eigenen Körper zu hören. Wenn etwas nicht zu unserer Haut zu passen scheint, ist es oft der Körper, der uns auf ein tiefer liegendes Problem hinweist.

Wenn die Dermatologie in eine ganzheitliche Perspektive eingebettet ist, bietet sie ein viel tieferes und nuancierteres Verständnis der Hautgesundheit. Sie behandelt nicht nur die sichtbaren Symptome, sondern versucht, den Menschen als Ganzes zu verstehen und zu behandeln, und erkennt, dass die Haut das äußere Spiegelbild unseres inneren Gleichgewichts ist.

Kapitel 24:
ALLERGIEN UND HAUTTESTS

Grundlagen
allergische Hauttests

Allergische Hauttests sind diagnostische Verfahren, die darauf ausgelegt sind, Substanzen zu identifizieren, auf die eine Person allergisch reagieren könnte. In der Dermatologie werden diese Tests häufig zur Diagnose von Allergien verwendet, die sich durch Hautsymptome wie Ekzeme, Urtikaria oder Kontaktdermatitis äußern.

1. Warum wird ein Hautallergietest durchgeführt?
Allergische Hauttests können helfen, :
   Die Ursache einer Allergie feststellen.
   Verhindern Sie zukünftige Reaktionen, indem Sie Allergene identifizieren und den Patienten beraten, wie er die Exposition vermeiden kann.
   Die Behandlung ausrichten, wie z. B. die Verabreichung einer Immuntherapie (Allergene in Form von Impfstoffen).

2. Arten von allergischen Hauttests :
   Prick-Test: Eine kleine Menge des Allergens wird mit einer dünnen Nadel in die Haut eingebracht. Dies ist die gängigste Methode, um Nahrungsmittel- und Umweltallergien sowie einige Arzneimittelallergien zu testen.
   Patch-Test: Mit Allergenen getränkte Scheiben werden 48 Stunden lang auf die Haut gelegt. Er wird hauptsächlich zur Diagnose von Kontaktallergien verwendet, z. B. gegen Duftstoffe, Konservierungsmittel oder Metalle.

Intrakutantest: Eine kleine Menge des Allergens wird unter die Hautoberfläche gespritzt. Er wird häufig verwendet, wenn die Pricktests negativ sind, eine Allergie aber immer noch vermutet wird.

3. Vorbereitung auf den Test :

Vermeiden Sie Antihistaminika mehrere Tage vor dem Test, da sie die Ergebnisse verfälschen können.

Informieren Sie den Dermatologen über alle eingenommenen Medikamente.

Vermeiden Sie das Auftragen von Cremes oder Lotionen auf das Testgebiet.

4. Interpretation der Ergebnisse :

Nach dem Auftragen des Allergens wird die Haut auf eine mögliche Reaktion hin beobachtet. Eine Erhebung der Haut, eine sogenannte Papel, die von einer Rötung umgeben ist, weist in der Regel auf eine positive Reaktion hin, d. h. die Person ist gegen den Stoff allergisch.

5. Vorteile und Grenzen :

Vorteile: Diese Tests sind schnell, in der Regel kostengünstig und können einen Allergieverdacht bestätigen.

Limits: Sie können falsch positive oder falsch negative Ergebnisse liefern. Bestimmte Faktoren, wie Medikamente oder eine aktive Dermatitis, können die Ergebnisse beeinflussen.

6. Fortsetzung des Tests :

Nachdem der Dermatologe die Allergene identifiziert hat, wird er Ratschläge geben, wie Sie die Exposition gegenüber diesen Stoffen vermeiden können. In einigen Fällen kann eine Immuntherapie empfohlen werden.

Allergietests auf der Haut sind für Dermatologen ein wertvolles Hilfsmittel bei der Diagnose und Behandlung von Allergien. Obwohl diese Tests nicht unfehlbar sind, können sie, wenn sie korrekt durchgeführt werden, unschätzbare Informationen liefern, die die Behandlung des Patienten leiten.

Dolmetschen und Kommunikation der Ergebnisse

Diagnostische Tests in der Dermatologie, seien es Biopsien, Allergietests oder einfache Hautuntersuchungen, erfordern nicht nur eine genaue Interpretation, sondern auch eine klare und einfühlsame Mitteilung der Ergebnisse an die Patienten. Dieser Prozess ist entscheidend, um eine optimale Behandlung zu gewährleisten, Angst zu minimieren und das Vertrauen zwischen Patient und medizinischem Fachpersonal zu fördern.

1. Die Bedeutung einer präzisen Interpretation:
   - **Grundlage der Behandlung**: Eine korrekte Interpretation ist der erste Schritt zu einem angemessenen Behandlungsplan.
   - **Vermeidung medizinischer Fehler**: Eine Fehlinterpretation kann zu unnötigen Behandlungen führen oder, schlimmer noch, einen Zustand übersehen, der sofortiger Aufmerksamkeit bedarf.
2. Vorbereitung auf die Kommunikation:
   - **Antizipieren Sie Fragen** : Die Patienten werden wahrscheinlich viele Fragen haben. Sich im Vorfeld darauf vorzubereiten, hilft, klare und umfassende Antworten zu geben.
   - **Wählen Sie die richtige Zeit und den richtigen Ort**: Es ist wichtig, das Gespräch in einer Umgebung zu führen, in der sich der Patient sicher und wohl fühlt.
3. Die Mitteilung der Ergebnisse:
   - **Seien Sie direkt, aber einfühlsam**: Es ist entscheidend, ehrlich und transparent zu sein und gleichzeitig Einfühlungsvermögen zu zeigen,

besonders wenn die Nachrichten unerwartet oder besorgniserregend sind.

- **Verwenden Sie eine einfache Sprache**: Obwohl die Verwendung medizinischer Fachbegriffe für Fachleute selbstverständlich ist, kann sie für den Patienten verwirrend sein. Am besten ist es, den medizinischen Jargon so weit wie möglich zu vereinfachen.

- **Visuelle oder schriftliche Unterstützung bereitstellen**: Dies kann den Patienten helfen, ihre Diagnose und Behandlung besser zu verstehen.

- **Aktiv zuhören**: Es ist wichtig, dem Patienten zu erlauben, seine Gefühle und Sorgen auszudrücken und Fragen zu stellen.

4. Umgang mit Emotionen:

- **Erkennen Sie Angst und Furcht**: Selbst milde Befunde können Anlass zur Sorge geben. Es ist wichtig, die Gefühle des Patienten zu erkennen und mit Mitgefühl darauf zu reagieren.

- **Zusätzliche Unterstützung anbieten**: In Fällen, in denen die Diagnose besonders besorgniserregend ist, kann es hilfreich sein, den Patienten an Selbsthilfegruppen oder Therapeuten zu verweisen.

5. Follow-up nach der Kommunikation:

- **Planen Sie den nächsten Schritt**: Ob es sich um eine Behandlung, einen weiteren Test oder eine einfache Nachuntersuchung handelt, stellen Sie sicher, dass der Patient weiß, was als Nächstes zu tun ist.

- **Erinnerungen und Ressourcen**: Stellen Sie dem Patienten schriftliche oder Online-Ressourcen zur Verfügung und erinnern Sie ihn an zukünftige Termine oder Tests.

Die Interpretation und Kommunikation der Ergebnisse ist ebenso entscheidend wie die Durchführung der Tests selbst. Eine gute Kommunikation stärkt die Beziehung zwischen Patient und Krankenpfleger oder Arzt und sorgt für eine bessere Betreuung und ein besseres Verständnis seitens des Patienten.

Betreuung und Nachsorge von Allergiepatienten

Eine Allergie ist eine übertriebene Reaktion des Immunsystems auf normalerweise harmlose Substanzen, die als Allergene bezeichnet werden. Die Manifestationen können von einem einfachen Hautausschlag bis hin zu einer potenziell lebensbedrohlichen Reaktion wie einem anaphylaktischen Schock reichen. Für den Krankenpfleger in der Dermatologie erfordert die Behandlung dieser Patienten eine sorgfältige Aufmerksamkeit, eine gründliche Aufklärung und eine regelmäßige Nachsorge.

1. Identifizierung und Diagnose :

   Detaillierte Anamnese: Verstehen Sie die Symptome, ihre Häufigkeit, ihren Schweregrad und mögliche Auslöser.

   Hauttests: Durchführung von oder Überweisung an Allergietests, um die verantwortlichen Allergene zu identifizieren.

   Zusammenarbeit mit Allergologen: In komplexen Fällen ist es wichtig, eng mit Spezialisten zusammenzuarbeiten.

2. Patientenaufklärung :

   Vermeidung: Dem Patienten beibringen, wie er identifizierte Allergene vermeiden kann, sei es in seiner Ernährung, seiner Umgebung oder seinen Pflegeprodukten.

   Erkennen von Symptomen: Helfen Sie den Patienten, die ersten Anzeichen einer allergischen Reaktion zu erkennen.

   Notfallplan: Erstellen Sie einen klaren und prägnanten Plan für den Patienten für den Fall einer schweren Reaktion, einschließlich der Verwendung eines Epinephrin-Autoinjektors, falls erforderlich.

3. Behandlung und Intervention :

Medikamente: Verschreiben oder empfehlen Sie Antihistaminika, topische Kortikosteroide oder andere Medikamente zur Behandlung oder Vorbeugung von Symptomen.

Langfristige Therapien: Bei schweren oder chronischen Allergien könnten Behandlungen wie die Immuntherapie in Betracht gezogen werden.

Notfallmanagement: Wissen, wie eine anaphylaktische Reaktion zu behandeln ist und wann der Patient an eine spezialisiertere Versorgung überwiesen werden sollte

4. Nachbereitung und Anpassungen :

Regelmäßige Beurteilungen: Allergien können sich im Laufe der Zeit verändern. Es ist entscheidend, die Situation des Patienten regelmäßig zu beurteilen, um sicherzustellen, dass die Behandlungen noch angemessen sind.

Neubewertung von Medikamenten : Sicherstellen, dass die verschriebenen Medikamente weiterhin wirksam sind und ggf. anpassen.

5. Psychologische Unterstützung :

Mit Allergien leben: Das kann belastend sein, besonders wenn die Reaktionen schwerwiegend sein können. Bieten Sie emotionale Unterstützung an und verweisen Sie ggf. an Selbsthilfegruppen.

6. Förderung des Bewusstseins :

Sensibilisierung der Öffentlichkeit: Allergien können missverstanden werden. Die Aufklärung der Öffentlichkeit, der Lehrer und der Arbeitgeber kann dazu beitragen, ein sichereres Umfeld für Allergiepatienten zu schaffen.

Die Behandlung von Allergiepatienten ist komplex und erfordert eine Kombination aus medizinischem

Fachwissen, Aufklärung und Unterstützung. Mit der richtigen Betreuung können diese Patienten jedoch ein erfülltes und aktives Leben führen und dabei ihre Symptome effektiv bewältigen.

Kapitel 25:
DERMATOLOGIE UND SEXUALITÄT

STI und Hautmanifestationen

Sexuell übertragbare Infektionen (STI) sind Infektionen, die durch Bakterien, Viren oder Parasiten verursacht werden und sich hauptsächlich durch ungeschützten sexuellen Kontakt verbreiten. Während die meisten dieser Infektionen auf die Genitalien abzielen, können viele von ihnen auch sichtbare Symptome auf der Haut hervorrufen, was die Bedeutung der Aufklärung und Schulung von Fachkräften in der Dermatologie unterstreicht.

1. Einleitung :
   Art und Ursprung von STI: Von Bakterien wie Syphilis bis hin zu Viren wie Herpes umfassen STI ein breites Spektrum an Krankheitserregern.
   Übertragungswege: Auch wenn sexueller Kontakt der Hauptübertragungsweg ist, können einige STI auch auf andere Weise übertragen werden, z. B. durch die gemeinsame Nutzung von Nadeln oder durch Haut-zu-Haut-Kontakt.
2. Häufige STI und ihre Manifestationen auf der Haut :
   Genitalherpes: Gekennzeichnet durch schmerzhafte Bläschen auf oder um die Genitalien, die aufplatzen können und offene Wunden bilden.
   Syphilis: Diese bakterielle Krankheit verläuft in mehreren Phasen. Die primäre Syphilis äußert sich durch einen schmerzlosen Schanker, meist an den Genitalien. Bei der sekundären Syphilis kann es zu Hautausschlägen kommen, vor allem an den Handflächen und Sohlen.
   HPV (Humanes Papillomavirus): Einige HPV-Typen können Genitalwarzen verursachen, während andere

Stämme zu Warzen an anderen Körperstellen führen können.

Molluscum contagiosum: Verursacht fleischfarbene Papeln mit glatter Oberfläche, oft mit einer zentralen Vertiefung, die überall am Körper auftreten können.

3. Komplikationen und Koinfektionen :

HIV und Hauterscheinungen : Menschen mit HIV können aufgrund einer reduzierten Immunität eine Vielzahl von Hautsymptomen aufweisen, von Herpes Zoster bis hin zu Pilzinfektionen.

Koexistenz von STIs: Es ist nicht ungewöhnlich, dass sich eine Person gleichzeitig mit mehreren STIs infiziert, was die Diagnose und Behandlung erschweren kann.

4. Diagnose und Behandlung :

Tests und Biopsien : Die genaue Identifizierung der STI ist entscheidend für eine wirksame Behandlung.

Topische und systemische Behandlungen: Je nach STI können die Behandlungen von antiviralen Mitteln bis hin zu Antibiotika reichen.

5. Prävention und Bildung :

Schutz und sichere Sexualpraktiken: Die Verwendung von Kondomen und die Begrenzung der Anzahl der Partner können das Risiko einer Übertragung verringern.

Impfung: Für einige STI gibt es Impfstoffe, z. B. gegen HPV.

STI sind nicht auf die Genitalien beschränkt und können sich auch auf der Haut bemerkbar machen. Ein integrierter Ansatz, der Prävention, genaue Diagnosen und eine angemessene Behandlung miteinander verbindet, ist entscheidend für den Umgang mit diesen Infektionen und die Verhinderung ihrer Ausbreitung.

Aufklärung, Prävention und Beratung

In der Dermatologie sind, wie in anderen medizinischen Bereichen auch, die Aufklärung der Patienten und die Prävention ebenso entscheidend wie die Diagnose und die Behandlung. Indem sie die Patienten über die richtige Hautpflege aufklären und ihnen sachdienliche Ratschläge geben, können die Angehörigen der Gesundheitsberufe eine entscheidende Rolle dabei spielen, die Inzidenz von Hauterkrankungen zu senken und die Lebensqualität der Patienten zu verbessern.

1. Bedeutung der Ausbildung in der Dermatologie :
   Vorbeugen ist besser als heilen: Gesunde Haut beginnt mit den richtigen täglichen Gewohnheiten und der Kenntnis der Faktoren, die Hauterkrankungen verursachen oder verschlimmern können.
   Befähigung der Patienten: Wenn Patienten ihren Zustand und die Maßnahmen, die sie zu dessen Bewältigung ergreifen können, verstehen, sind sie besser in der Lage, fundierte Entscheidungen über ihre Hautgesundheit zu treffen.
2. Aufklärung über grundlegende Hautpflege :
   Reinigung: Informieren Sie die Patienten über die angemessene Reinigung ihrer Haut unter Berücksichtigung ihres Hauttyps und ihrer spezifischen Bedenken.
   Feuchtigkeit: Betonen Sie die Bedeutung einer regelmäßigen Feuchtigkeitsversorgung und der Auswahl von Produkten, die ihren Bedürfnissen entsprechen.
   Sonnenschutz: Aufklärung über die Bedeutung des Schutzes vor UV-Strahlen, die Wahl eines geeigneten Sonnenschutzmittels und dessen regelmäßige Anwendung.

3. Spezifische Tipps für verschiedene Hauterkrankungen :

Akne: Beratung darüber, welche Produkte Sie vermeiden sollten, wie wichtig es ist, nicht in die Pickel zu stechen, und welche Ernährungsgewohnheiten den Zustand beeinflussen können.

Ekzeme und Psoriasis: Betonung der Bedeutung von Feuchtigkeit, Vermeidung von Auslösern und Stressbewältigung.

Hautalterung: Informieren Sie über die Auswirkungen von Sonne, Rauchen und Dehydrierung auf die vorzeitige Hautalterung.

4. Vorbeugung von Hautkrankheiten :

Selbstuntersuchung der Haut: Patienten darüber aufklären, wie sie ihre Haut regelmäßig auf verdächtige Anzeichen, wie z. B. Veränderungen der Muttermale, untersuchen können.

Schutz vor Infektionen: Beratung zu bewährten Verfahren zur Vermeidung von Hautinfektionen, z. B. regelmäßiges Händewaschen und Sauberhalten von Wunden.

5. Umgang mit chronischen Leiden :

Patienten über die chronische Natur bestimmter Hauterkrankungen aufklären und ihnen die Notwendigkeit einer regelmäßigen Nachsorge und einer bedarfsgerechten Anpassung der Behandlung verständlich machen.

Aufklärung und Prävention in der Dermatologie sind wichtige Instrumente, um eine gesunde Haut ein Leben lang zu gewährleisten. Durch die enge Zusammenarbeit mit den Patienten können medizinische Fachkräfte nicht nur bestehende Hauterkrankungen behandeln, sondern auch neuen Erkrankungen vorbeugen und die allgemeine Lebensqualität der Patienten verbessern.

Sexualität thematisieren
in der dermatologischen Sprechstunde

In der Welt der Dermatologie mag das Thema Sexualität für manche irrelevant erscheinen, doch es ist ein wesentlicher Aspekt der ganzheitlichen Patientenbetreuung. Verschiedene Hauterkrankungen können sich auf das Intimleben der Patienten auswirken oder direkt mit der Sexualität in Verbindung stehen, weshalb eine offene und respektvolle Kommunikation wichtig ist.

1. Relevanz von Sexualität in der Dermatologie :
   - **Hauterkrankungen und Selbstwertgefühl**: Sichtbare Hauterkrankungen können das Selbstvertrauen und das Selbstwertgefühl beeinträchtigen und zu Schwierigkeiten in intimen Beziehungen führen.
   - **Sexuell übertragbare Krankheiten (STI)**: Mehrere STI äußern sich durch Symptome auf der Haut oder der Schleimhaut.
   - **Medikamentöse Nebenwirkungen**: Einige dermatologische Behandlungen können die Libido oder die sexuelle Funktion beeinträchtigen.
2. Eine komfortable Umgebung schaffen :
   - **Vertraulichkeit**: Versichern Sie dem Patienten, dass alles, was besprochen wird, vertraulich bleibt, und halten Sie sich an die Standards der ärztlichen Schweigepflicht.
   - **Nicht urteilen**: Sich dem Thema neutral nähern, ohne Vorurteile oder persönliche Meinungen mitzubringen.
3. Stellen Sie die richtigen Fragen :
   - Anstatt direkt nach der Sexualität zu fragen, kann man das Gespräch mit Fragen wie "Beeinflusst Ihr Zustand Ihre persönlichen oder intimen Beziehungen?" einleiten.
   - Wenn eine STI vermutet wird, stellen Sie Fragen zu den jüngsten Sexualpraktiken, den Partnern und dem verwendeten Schutz.

4. Informieren und erziehen :
   Wenn der Patient eine STI hat, informieren Sie über die Übertragungswege, die zu treffenden Vorsichtsmaßnahmen und die Wichtigkeit, seine Partner zu warnen.
   Patienten über die möglichen sexuellen Nebenwirkungen der verschriebenen Medikamente aufklären.
5. Mit anderen Spezialisten zusammenarbeiten :
   Wenn ein Patient sexuelle Probleme im Zusammenhang mit einer dermatologischen Erkrankung hat, erwägen Sie die Zusammenarbeit mit einem Sexualwissenschaftler, Psychologen oder anderen relevanten Spezialisten.
6. Grenzen respektieren :
   Wenn es einem Patienten unangenehm ist, über seine Sexualität zu sprechen, respektieren Sie seine Grenzen und drängen Sie nicht darauf.

Die Sexualität ist ein grundlegender Aspekt der menschlichen Erfahrung und steht in einem inneren Zusammenhang mit unserem körperlichen und emotionalen Wohlbefinden. In der Dermatologie ist ein sensibler und kompetenter Umgang mit der Sexualität für eine umfassende und wirksame Patientenbetreuung von entscheidender Bedeutung. Die Angehörigen der Gesundheitsberufe müssen dafür gerüstet sein, diese Themen auf respektvolle Weise zu erörtern und gleichzeitig die erforderlichen Informationen und Ressourcen bereitzustellen.

Kapitel 26:
PATHOLOGIEN
VON NÄGELN UND HAAREN

Anerkennung häufige Beschwerden

Die Haut, der äußere Mantel, der unseren Körper umhüllt, ist ein reflektierender Spiegel vieler innerer Prozesse. Sie ist auch der erste Schutzwall gegen äußere Einflüsse. Daher kann sie eine Vielzahl von Erscheinungsformen aufweisen, die von leichten Unreinheiten bis hin zu schweren Erkrankungen reichen. Für den Krankenpfleger in der Dermatologie ist es von entscheidender Bedeutung, diese Erkrankungen schnell und genau zu erkennen.

1. Akne :
   Akne tritt typischerweise in der Pubertät auf, kann aber auch im Erwachsenenalter bestehen bleiben oder neu auftreten. Sie ist durch eine Entzündung der Haarfollikel gekennzeichnet und äußert sich in Form von Komedonen, Pusteln oder Knötchen.
2. Ekzeme :
   Ekzem oder atopische Dermatitis ist eine chronische Entzündung der Haut, die zu Rötung, starkem Juckreiz und Schuppenbildung führt. Seine Ursache ist multifaktoriell, wobei genetische, umweltbedingte und immunologische Faktoren zusammenwirken.
3. Psoriasis :
   Diese chronische Erkrankung äußert sich in Form von roten Flecken mit weißlichen Schuppen darauf. Sie kann verschiedene Körperteile betreffen, darunter die Kopfhaut, die Nägel und die Gelenke.
4. Herpes :
   Herpes wird durch ein Virus verursacht und äußert sich durch den Ausbruch kleiner, schmerzhafter

Bläschen, die oft um die Lippen oder an den Genitalien auftreten.

5. Warzen :

Warzen werden durch Papillomaviren verursacht und sind gutartige Wucherungen, die überall auf dem Körper auftreten können.

6. Urtikaria :

Nesselsucht ist eine allergische Hautreaktion, die Juckreiz und rote, erhabene Flecken verursacht und häufig durch Medikamente, Nahrungsmittel oder andere Reizstoffe ausgelöst wird.

7. Pilzinfektionen :

Pilze können die Haut, die Nägel oder die Kopfhaut infizieren, was zu Juckreiz, Rötung und manchmal zu nässenden Läsionen führt.

8. Melanom :

Es handelt sich um einen aggressiven Hautkrebs, der sich häufig durch eine Veränderung der Größe, Form oder Farbe eines Muttermals bemerkbar macht.

9. Rosacea :

Diese chronische Erkrankung ist durch Rötungen im Gesicht gekennzeichnet, die manchmal von kleinen erweiterten Gefäßen, Pusteln oder Knötchen begleitet werden.

10. Couperose :

Sie äußert sich durch Rötungen, die durch die Erweiterung der kleinen Gefäße im Gesicht entstehen, vor allem auf den Wangen und der Nase.

Angesichts der Vielfalt der Hauterkrankungen müssen Krankenpfleger in der Dermatologie bei deren Erkennung wachsam und genau sein. Eine schnelle und korrekte Diagnose ist für eine wirksame Behandlung und die Verbesserung der Lebensqualität der Patienten von entscheidender Bedeutung.

Interventionen und spezifische Krankenpfleger

Krankenpfleger spielen in der Dermatologie eine wichtige Rolle. Sie assistieren nicht nur den Ärzten, sondern bieten auch eine umfassende Pflege, Beratung, Schulung und Unterstützung der Patienten. Hier erfahren Sie mehr über die speziellen Maßnahmen und die Pflege, die diese Fachkräfte leisten.

1. Hautbewertung :
   Zunächst führt der Krankenpfleger eine sorgfältige Beurteilung der Haut des Patienten durch und notiert das Vorhandensein, die Lage, die Größe, die Form und die Farbe von Anomalien oder Läsionen. Diese Beurteilung ist entscheidend, um die Art und den Schweregrad der Erkrankung zu bestimmen.
2. Verabreichung von Medikamenten :
   Ob es sich um das Auftragen von topischen Mitteln, die Verabreichung von oralen Medikamenten oder die Injektion von Behandlungen handelt, der Krankenpfleger muss dies genau tun und dabei die Anweisungen des Arztes befolgen.
3. Wundversorgung :
   Bei Wunden, Geschwüren oder Verbrennungen muss der Krankenpfleger den betroffenen Bereich reinigen, desinfizieren und verbinden und dabei auf Anzeichen von Infektionen oder Komplikationen achten.
4. Patientenaufklärung :
   Ein entscheidender Aspekt der Behandlung besteht darin, dem Patienten beizubringen, wie er seine Haut pflegen soll, wie er die verschriebenen Medikamente anwenden soll und wie er die Anzeichen einer Verschlechterung oder Komplikation erkennen kann.

5. Proben für Diagnosen :

Der Krankenpfleger muss unter Umständen Hautproben wie Biopsien oder Kratzer entnehmen, die dann im Labor analysiert werden.

6. Phototherapie :

Bei Patienten, die eine Phototherapie benötigen, bereitet der Krankenpfleger den Patienten vor, verwaltet die Ausrüstung und sorgt für die Sicherheit während der Behandlung.

7. Schmerzmanagement :

Viele Hauterkrankungen können schmerzhaft sein. Der Krankenpfleger beurteilt regelmäßig die Schmerzen des Patienten und verabreicht geeignete Schmerzmittel.

8. Psychologische Unterstützung :

Hauterkrankungen können einen erheblichen Einfluss auf das Selbstwertgefühl und das emotionale Wohlbefinden des Patienten haben. Der Krankenpfleger bietet Unterstützung, hört zu und überweist bei Bedarf an Spezialisten.

9. Nachsorge nach dem Eingriff :

Nach einer dermatologischen Operation oder einem anderen Eingriff überwacht der Krankenpfleger den Patienten, sorgt für eine gute Wundheilung und geht mit etwaigen Beschwerden oder Komplikationen um.

10. Interprofessionelle Zusammenarbeit :

Der Krankenpfleger arbeitet eng mit dem Dermatologen, aber auch mit anderen Angehörigen der Gesundheitsberufe (Apotheker, Ernährungswissenschaftler, Psychologen) zusammen, um eine ganzheitliche Betreuung des Patienten zu gewährleisten.

Die Rolle des Krankenpflegers in der Dermatologie ist umfassend und entscheidend. Durch ihre Fähigkeiten, ihr Fachwissen und ihr Mitgefühl sorgen sie für eine umfassende und individuelle Pflege und garantieren den Patienten die bestmögliche Versorgung.

Praktische Tipps für Patienten

Als größtes Organ des Körpers benötigt die Haut besondere Aufmerksamkeit, um ihre Gesundheit und ihr strahlendes Aussehen zu erhalten. Eine angemessene Hautpflege und die Sensibilisierung für die verschiedenen Hauterkrankungen können erheblich zur Vorbeugung und zu einer schnellen und wirksamen Behandlung beitragen. Im Folgenden finden Sie einige praktische Tipps für Patienten zum Thema Dermatologie :

1. Führen Sie eine tägliche Routine ein :
Reinigen Sie Ihre Haut mit einem milden, für Ihren Hauttyp geeigneten Reinigungsmittel. Versorgen Sie sie täglich mit Feuchtigkeit und verwenden Sie jeden Tag einen Sonnenschutz, auch wenn der Himmel bewölkt ist.

2. Achten Sie auf Veränderungen :
Beobachten Sie Ihre Haut regelmäßig auf Veränderungen oder das Auftreten neuer Läsionen. Eine regelmäßige Selbstuntersuchung kann helfen, mögliche Probleme frühzeitig zu erkennen.

3. Vermeiden Sie lange Aufenthalte in der Sonne :
Schützen Sie sich vor der Sonne, vor allem zwischen 10:00 und 16:00 Uhr, wenn die Strahlen am stärksten sind. Tragen Sie einen Hut, eine Sonnenbrille und schützende Kleidung. Tragen Sie alle zwei Stunden erneut Sonnenschutzmittel auf, nach dem Schwimmen oder Schwitzen häufiger.

4. Achten Sie auf eine ausgewogene Ernährung :
Eine Ernährung, die reich an Vitaminen, Mineralien und Antioxidantien ist, trägt zu einer gesunden Haut bei. Nehmen Sie Obst, Gemüse, Nüsse und Fisch in Ihre Ernährung auf.

5. Bleiben Sie hydratisiert :
Trinken Sie den ganzen Tag über ausreichend Wasser, um Ihre Haut von innen heraus mit Feuchtigkeit zu versorgen.

6. Vermeiden Sie Tabak :

Rauchen beschleunigt die Hautalterung, verursacht Falten und vermindert die Durchblutung, wodurch die Haut blasser und weniger gesund aussieht.

7. Verwenden Sie geeignete Produkte :

Verwenden Sie nur dermatologisch getestete Produkte, die für Ihren Hauttyp geeignet sind. Vermeiden Sie reizende oder allergieauslösende Produkte.

8. Wenden Sie sich im Zweifelsfall an :

Wenn Sie ungewöhnliche Veränderungen, anhaltenden Juckreiz, Ausschlag oder andere Hautprobleme beobachten, sollten Sie umgehend einen Hautarzt aufsuchen.

9. Beschränken Sie den Gebrauch von heißem Wasser :

Zu heißes Duschen oder Baden kann die Haut austrocknen. Verwenden Sie stattdessen lauwarmes Wasser und duschen Sie nicht zu lange.

10. Vermeiden Sie Kratzen :

Wenn ein Bereich Ihrer Haut juckt, sollten Sie es vermeiden, zu kratzen. Dies kann die Erkrankung verschlimmern und zu Infektionen führen.

11. Informieren Sie sich :

Halten Sie sich über die neuesten Forschungsergebnisse und Empfehlungen zur Hautpflege auf dem Laufenden. Dies wird Ihnen helfen, die besten Entscheidungen für Ihre Haut zu treffen.

12. Seien Sie geduldig :

Manche Hautbehandlungen brauchen Zeit, um Ergebnisse zu zeigen. Seien Sie geduldig und befolgen Sie die Anweisungen Ihres Hautarztes.

Ein proaktiver und informierter Umgang mit der Gesundheit Ihrer Haut kann vielen Hauterkrankungen vorbeugen und zu einer gesunden und strahlenden Haut beitragen. Die Beachtung dieser Ratschläge und die regelmäßige Konsultation eines professionellen Dermatologen können

Ihnen helfen, die Gesundheit und Schönheit Ihrer Haut ein Leben lang zu erhalten.

Kapitel 27:
NEUE BEHANDLUNGEN
UND THERAPIEN

Erkundung der jüngsten Fortschritte

Die Dermatologie erfährt wie andere medizinische Bereiche auch einen stetigen Fortschritt durch Forschung, Technologie und ein besseres Verständnis der biologischen Mechanismen, die Hauterkrankungen zugrunde liegen. Die jüngsten Fortschritte haben die Art und Weise, wie Mediziner Hauterkrankungen behandeln, revolutioniert und bieten den Patienten neue Hoffnung. Hier ein Überblick über die bemerkenswerten Fortschritte der letzten Jahre :

1. Biologische Therapien :
Diese Medikamente, die auf bestimmte Teile des Immunsystems ausgerichtet sind, haben die Behandlung von Krankheiten wie Psoriasis und Ekzemen verändert. Indem sie auf spezifische Proteine abzielen, die bei Entzündungen eine Rolle spielen, können diese Behandlungen eine schnelle Linderung mit weniger Nebenwirkungen als herkömmliche Behandlungen bieten.

2. Laser und lichtbasierte Technologien :
Die Laser der nächsten Generation können eine Vielzahl von Erkrankungen behandeln, von Muttermalen über Falten bis hin zur Heilung von Tätowierungen. Die Behandlungen werden immer präziser, wodurch sich die Erholungszeit und die Nebenwirkungen verringern.

3. Genetische Diagnose :
Die Möglichkeit, DNA zu erschwinglichen Kosten zu sequenzieren, ermöglicht es nun, die genetische Veranlagung für bestimmte Hauterkrankungen zu

identifizieren, was den Weg für personalisiertere Behandlungen ebnet.

4. Hautmikrobiom :

Die Erforschung der Rolle von Bakterien und anderen Mikroben, die auf der Haut leben, hat ihre Bedeutung für die Hautgesundheit aufgezeigt. Dieses Verständnis hat zur Entwicklung von Produkten und Behandlungen geführt, die darauf abzielen, diese Mikroorganismen ins Gleichgewicht zu bringen.

5. Gezielte Therapien für Hautkrebs :

Anstatt sich nur auf chirurgische Eingriffe zu verlassen, gibt es nun Medikamente, die speziell auf die genetischen Mutationen abzielen, die in einigen Melanomen vorkommen, und so eine alternative Behandlungslinie für die Patienten bieten.

6. Anwendungen und Telemedizin :

Die zunehmende Verbreitung von Anwendungen zur Hautüberwachung ermöglicht es Patienten, ihre Hauterkrankungen zu überwachen und mit ihren Hautärzten aus der Ferne zu kommunizieren, was besonders in abgelegenen Gebieten oder für Patienten mit eingeschränkter Mobilität von Vorteil ist.

7. Gen-Editing-Technologie :

Obwohl sie sich für viele dermatologische Anwendungen noch im Versuchsstadium befinden, bieten Techniken wie CRISPR ein unglaubliches Potenzial, um genetisch bedingte Hautkrankheiten an der Wurzel zu behandeln.

8. Nanotechnologie :

Die Verwendung von Nanopartikeln zur Abgabe von Medikamenten direkt an die Zielzellen in der Haut ermöglicht eine effektivere Verabreichung von Behandlungen mit potenziell weniger Nebenwirkungen.

9. Stammzellentherapie :

In der laufenden Forschung wird untersucht, wie Stammzellen zur Behandlung von Hauterkrankungen eingesetzt werden können, von der Wundheilung bis zum Haarwuchs.

Mit dem Fortschritt in Technologie und Wissenschaft wird sich auch die Dermatologie weiterentwickeln und wirksamere, weniger invasive und individuellere Lösungen für Patienten auf der ganzen Welt bieten. Diese Fortschritte in Verbindung mit einer besseren Aufklärung und Sensibilisierung gewährleisten eine höhere Lebensqualität für Menschen mit Hauterkrankungen.

Gen- und zielgerichtete Therapien

Die rasante Entwicklung der Molekularbiologie und Genomik hat in der Medizin eine neue Ära von Therapien hervorgebracht, und die Dermatologie bildet hier keine Ausnahme. Gen- und zielgerichtete Therapien stellen eine immense Hoffnung für viele Patienten mit Hauterkrankungen dar, insbesondere für solche, die genetisch bedingt sind oder mit spezifischen molekularen Anomalien in Verbindung stehen.

1. Gentherapie :
Bei der Gentherapie geht es darum, Gensequenzen in die Zellen eines Patienten einzuschleusen oder zu korrigieren, um eine Krankheit zu behandeln. In der Dermatologie sind die potenziellen Anwendungen breit gefächert:

Epidermolysis bullosa: Eine genetisch bedingte Erkrankung, bei der die Haut extrem empfindlich ist und sich bei der geringsten Reibung verletzen oder Blasen bilden kann. Derzeit laufen klinische Studien zur Anwendung der Gentherapie, um die verantwortlichen Mutationen zu korrigieren.

Genetische Haarerkrankungen: Bestimmte Mutationen können zu Haarausfall oder Haaranomalien führen. Wenn man auf diese Mutationen abzielt, ist es möglich, ein Nachwachsen oder eine Verbesserung der Haarqualität in Betracht zu ziehen.

2. Gezielte Therapien :
Im Gegensatz zur Gentherapie, die direkt auf die DNA oder RNA des Patienten abzielt, wirken zielgerichtete Therapien auf spezifische Proteine oder Stoffwechselwege, die an der Krankheit beteiligt sind.

Melanom: Spezifische Mutationen, wie die BRAF-Mutation, können bei einigen Melanomen vorliegen. Es wurden BRAF-Inhibitoren entwickelt, die spezifisch auf diese Tumoren abzielen und bei Patienten mit dieser Mutation ein besseres Ansprechen ermöglichen.

Psoriasis: Biologische Medikamente wie Anti-TNF-oder IL-17-Inhibitoren richten sich gegen spezifische Zytokine, die an der Entzündung bei Psoriasis beteiligt sind, und ermöglichen so bei vielen Patienten eine Remission der Krankheit.

Ekzem (atopische Dermatitis) : Medikamente wie Dupilumab wirken, indem sie den IL-4- und IL-13-Signalweg hemmen, zwei Zytokine, die bei der Entzündung von Ekzemen eine Schlüsselrolle spielen.

Nicht-melanomatöse Hauttumore: Inhibitoren spezifischer Signalwege können auf fortgeschrittene oder lokal fortgeschrittene Basalzellkarzinome abzielen und bieten eine Alternative oder Ergänzung zur Operation.

Die Zukunft der Dermatologie ist dank dieser Fortschritte vielversprechend. Die Integration von Molekularbiologie, Genomik und personalisierten Ansätzen wird die Art und Weise, wie Dermatologen ihre Patienten behandeln, verändern. Diese Behandlungen erfordern jedoch besondere Aufmerksamkeit in Bezug auf die Überwachung von Nebenwirkungen, die Kosten und die Zugänglichkeit für alle Patienten.

Die Zukunft der Biotechnologie in der Dermatologie

Im modernen Zeitalter der Medizin hat sich ein wachsendes Interesse an der Biotechnologie herausgebildet, die in vielen Bereichen, einschließlich der Dermatologie, ein revolutionäres Potenzial besitzt. Diese Fortschritte, die Biologie, Chemie, Genetik und Technologie miteinander verbinden, eröffnen neue Perspektiven für das Verständnis, die Diagnose und die Behandlung von Hauterkrankungen. Hier ist ein Überblick darüber, was die Zukunft für die Dermatologie dank der Biotechnologie bereithalten könnte :

Zelltherapie: Über die Gentherapie hinaus eröffnet die Fähigkeit, Zellen zu züchten, zu verändern und wieder in den Körper einzuschleusen, neue Behandlungswege. Beispielsweise könnten Keratinozyten oder andere Hautzellen im Labor gezüchtet, zur Korrektur eines Gendefekts modifiziert und dann in einen Patienten transplantiert werden.

3D-Druck von Hautgewebe : Die Verwendung des 3D-Drucks zur Herstellung von personalisierten Hauttransplantaten könnte die Behandlung von Verbrennungen, chronischen Wunden und anderen Hauterkrankungen, die eine Gewebereparatur erfordern, revolutionieren.

Nanotechnologie: Die Verwendung von Nanopartikeln zur direkten Verabreichung von Medikamenten an die Zielzellen kann die Wirksamkeit der Behandlung verbessern und gleichzeitig die Nebenwirkungen verringern. Stellen Sie sich Cremes oder Lotionen vor, die Nanopartikel enthalten, die genau auf Entzündungszellen bei Erkrankungen wie Psoriasis oder Ekzemen abzielen sollen.

Haut-Biosensoren: Direkt in die Haut integrierte Geräte könnten Parameter wie Feuchtigkeit, pH-Wert oder das Vorhandensein pathogener Bakterien kontinuierlich überwachen und so ein frühzeitiges Eingreifen vor dem Auftreten von Symptomen ermöglichen.

Personalisierte Therapien: Wenn Dermatologen das genetische und molekulare Profil jedes Patienten verstehen, könnten sie speziell auf das Individuum zugeschnittene Therapien verschreiben und so die Erfolgsaussichten erhöhen.

Hautmikrobiom: Immer mehr Forschungsarbeiten beschäftigen sich mit der Rolle des Hautmikrobioms, der Gesamtheit der Mikroorganismen auf unserer Haut, bei Gesundheit und Krankheit. Die Biotechnologie könnte dabei helfen, dieses Mikrobiom zu modulieren, um bestimmte Erkrankungen zu behandeln oder ihnen vorzubeugen.

Augmented Reality und künstliche Intelligenz: Diese Technologien könnten Dermatologen bei der Diagnose von Hauterkrankungen helfen, indem sie bei der Untersuchung des Patienten Bilder, Informationen und Analysen in Echtzeit überlagern.

Die Zukunft der Dermatologie mit dem Beitrag der Biotechnologie ist unglaublich spannend. Wie bei jeder Innovation wird es jedoch von entscheidender Bedeutung sein, sicherzustellen, dass diese Fortschritte sicher, ethisch vertretbar und für alle Patienten zugänglich sind. Außerdem wird eine ständige Weiterbildung der medizinischen Fachkräfte erforderlich sein, damit sie bei diesen Entwicklungen auf dem neuesten Stand bleiben und ihren Patienten die bestmögliche Versorgung bieten können.

Kapitel 28:
KRANKENHAUSHYGIENE
UND VERHÜTUNG VON INFEKTIONEN

Bedeutung der Sterilisation und der Desinfektion in der Dermatologie

Die Haut ist unsere erste Verteidigungslinie gegen äußere Einflüsse, insbesondere gegen Infektionserreger. Wenn ihre Unversehrtheit beeinträchtigt wird oder wenn medizinische Eingriffe an ihr vorgenommen werden, kann das Infektionsrisiko steigen. Die Dermatologie als Spezialgebiet, das sich auf die Haut konzentriert, beinhaltet häufig invasive Verfahren, die von Biopsien über chirurgische Eingriffe bis hin zu Laserbehandlungen oder Injektionen reichen. In diesem Zusammenhang sind Sterilisation und Desinfektion von entscheidender Bedeutung, um die Sicherheit von Patienten und medizinischem Personal zu gewährleisten.

Infektionsprävention: Jeder Eingriff, der die Hautbarriere durchbricht oder beeinträchtigt, kann Mikroorganismen in den Körper einschleppen. Eine angemessene Desinfektion und Sterilisation der Instrumente verringert das Risiko von postprozeduralen Infektionen wie Zellulitis, Abszessen oder schwereren Infektionen, die sich im Körper ausbreiten können.

Einhaltung professioneller Standards: Zur guten medizinischen Praxis gehört auch die Einhaltung strenger Protokolle zur Gewährleistung von Sauberkeit und Sterilität. Die Nichteinhaltung dieser Standards kann für den Arzt rechtliche und ethische Konsequenzen haben.

Vertrauen der Patienten : Die Patienten müssen Vertrauen in die Sicherheit der dermatologischen Verfahren haben. Einwandfreie Hygiene und sichtbare Sterilisationsprotokolle stärken dieses Vertrauen.

Langlebigkeit von Ausrüstungen : Über die Vermeidung von Infektionen hinaus kann eine angemessene Desinfektion und Sterilisation die Lebensdauer von Instrumenten und Geräten verlängern, indem sie Korrosion oder andere Schäden verhindert.

Schutz des medizinischen **Personals:** Auch medizinisches **Personal** ist bei der Behandlung von Patienten gefährdet. Sterilisation und Desinfektion schützen auch das Personal vor einer potenziellen Kontamination mit Infektionserregern.

Verhinderung von Antibiotikaresistenzen: Durch die Verringerung des Infektionsrisikos wird der Einsatz von Antibiotika eingeschränkt, was wiederum dazu beiträgt, die Entwicklung resistenter Bakterien zu bekämpfen, die ein weltweites Problem der öffentlichen Gesundheit darstellt.

Vielfalt der Krankheitserreger: Die Haut kann eine Vielzahl von Mikroorganismen beherbergen, von denen einige gegen gängige Desinfektionsmittel resistent sind. Eine angemessene Sterilisation und Desinfektion ist entscheidend, um eine breite Palette von Krankheitserregern zu beseitigen.

Sterilisation und Desinfektion in der Dermatologie sind weit mehr als nur Verfahrensschritte. Sie sind ein grundlegender Bestandteil der medizinischen Praxis, der die Sicherheit, das Vertrauen und das Wohlbefinden von Patienten und Fachkräften gewährleistet. In einem Fachgebiet, in dem die Integrität der Hautbarriere häufig auf die Probe gestellt wird, sind diese Vorsichtsmaßnahmen absolut unerlässlich.

Risikomanagement und Prävention von nosokomialen Infektionen

Das Risikomanagement und die Prävention nosokomialer Infektionen sind ein zentrales Anliegen von Gesundheitseinrichtungen. Diese Infektionen, die während eines Aufenthalts in einem Krankenhaus oder einer anderen Gesundheitseinrichtung erworben werden, können schwerwiegende Folgen für die Patienten haben und dem Gesundheitssystem erhebliche Kosten verursachen. Ein proaktives Vorgehen bei der Prävention ist für die Gewährleistung der Patientensicherheit von entscheidender Bedeutung.

Die Quellen von Infektionen verstehen : Nosokomiale Infektionen können durch eine Vielzahl von Krankheitserregern verursacht werden, die von antibiotikaresistenten Bakterien bis hin zu Viren reichen. Diese Mikroorganismen können durch direkten Kontakt, über die Hände des Pflegepersonals, über die Luft oder über kontaminierte Oberflächen übertragen werden.

Handhygiene: Dies ist die wirksamste Maßnahme, um die Übertragung von Infektionen zu verhindern. Das Personal sollte darin geschult und dazu angehalten werden, sich regelmäßig und richtig die Hände zu waschen, indem es Seife und Wasser oder hydroalkoholische Lösungen verwendet.

Reinigungsprotokolle: Eine regelmäßige und gründliche Reinigung der Räumlichkeiten, insbesondere von Hochrisikobereichen wie Operationssälen, ist von entscheidender Bedeutung. Oberflächen, Instrumente und Geräte sollten mit geeigneten Mitteln desinfiziert werden.

Isolierung von Patienten: Patienten, die Träger oder mutmaßliche Träger von ansteckenden

Mikroorganismen sind, müssen isoliert werden, um eine Ausbreitung der Infektion zu verhindern.

Schulung des Personals: Das Pflegepersonal muss regelmäßig in bewährten Verfahren, Protokollen zur Infektionsprävention und zum Umgang mit Epidemien geschult werden.

Impfung: Die Sicherstellung der Impfung von Personal und Patienten (wo relevant) gegen Krankheiten wie Grippe kann das Risiko der Ausbreitung von Infektionen verringern.

Überwachung und Audits: Die Einrichtung eines Überwachungssystems für nosokomiale Infektionen ermöglicht es, Ausbrüche frühzeitig zu erkennen und einzugreifen. Regelmäßige Audits helfen dabei, die Wirksamkeit der eingeführten Präventivmaßnahmen zu bewerten.

Verwaltung von Medizinprodukten: Invasive Geräte wie Katheter oder Beatmungsgeräte müssen sorgfältig gehandhabt und regelmäßig sterilisiert oder ausgetauscht werden, um das Infektionsrisiko zu senken.

Kommunikation: Die Patienten über das Infektionsrisiko, die zu beachtenden Symptome und die zu treffenden Vorsichtsmaßnahmen zu informieren, kann ihnen helfen, sich aktiv an der Prävention zu beteiligen.

Reaktion auf Epidemien : Einen Plan für die Reaktion auf einen Ausbruch zu haben, ermöglicht es, schnell zu handeln, um die Ausbreitung einzudämmen und die Betroffenen zu behandeln.

Risikobewertung: Die Ermittlung von Hochrisikogebieten, gefährdeten Bevölkerungsgruppen und Verfahren, die zu Infektionen führen können, ist für die Ausrichtung der Präventionsbemühungen von entscheidender Bedeutung.

Die Prävention nosokomialer Infektionen erfordert einen umfassenden Ansatz, der Schulung, Überwachung, Hygiene und die Umsetzung strenger Protokolle einschließt. Alle Akteure des Gesundheitssystems, von den Ärzten bis zu den Patienten, haben eine Rolle zu spielen, um eine sichere Umgebung zu gewährleisten und das Infektionsrisiko zu minimieren.

Die Rolle des Krankenpflegers bei der Umsetzung von Hygieneprotokollen

Krankenpfleger spielen eine zentrale Rolle bei der Prävention von Infektionen und der Gewährleistung der Patientensicherheit in Krankenhäusern. Ihre Ausbildung und ihre Position an vorderster Front der Pflege machen sie zu einem unumgänglichen Akteur der Hygiene. Die Umsetzung von Hygieneprotokollen ist daher für seine tägliche Praxis von entscheidender Bedeutung. Im Folgenden wird diese entscheidende Rolle eingehend erforscht:

Förderung der Handhygiene: Der Krankenpfleger ist ein Vorbild für den Rest des medizinischen Teams, die Patienten und die Besucher. Er achtet darauf, sich regelmäßig und gründlich die Hände zu waschen, und sensibilisiert gleichzeitig sein Umfeld für diese grundlegende Praxis.

Verwendung der persönlichen Schutzausrüstung (PSA): Der Krankenpfleger weiß, wann und wie er die PSA wie Handschuhe, Masken, Kittel und Schutzbrillen richtig verwendet. Sie/er stellt auch sicher, dass diese Ausrüstungen für andere Mitglieder des Pflegeteams zugänglich sind und von ihnen benutzt werden.

Schulung und Ausbildung: Der Krankenpfleger nimmt aktiv an Fortbildungen zur

Krankenhaushygiene teil und hält sich über die neuesten Empfehlungen auf dem Laufenden. Er kann auch damit beauftragt werden, neues Personal in die festgelegten Hygieneprotokolle einzuweisen.

Kontrolle und Überwachung: Als zentrales Glied im Patientenpfad beobachtet, meldet und verwaltet der Krankenpfleger alle Zwischenfälle oder Infektionsrisiken. Er nimmt häufig an Hygieneaudits teil und trägt zur Erhebung von Daten über nosokomiale Infektionen bei.

Umgang mit Abfällen : Der Krankenpfleger ist für die sichere Entsorgung von Abfällen, insbesondere von potenziell infektiösen medizinischen Abfällen, verantwortlich und hält sich dabei an die strengen Sortier- und Entsorgungsverfahren.

Desinfektion und Sterilisation: Der Krankenpfleger sorgt dafür, dass die verwendeten Geräte je nach Bedarf ordnungsgemäß gereinigt, desinfiziert oder sterilisiert werden. Sie kann auch für die regelmäßige Überprüfung der Wirksamkeit von Autoklaven und anderen Sterilisationsgeräten zuständig sein.

Prävention von Infektionen, die mit Medizinprodukten assoziiert sind: Der Krankenpfleger stellt sicher, dass Katheter unter optimalen hygienischen Bedingungen aseptisch eingeführt, gepflegt und entfernt werden.

Aufklärung und Kommunikation: Er klärt Patienten und ihre Familien über die Bedeutung von Hygiene auf, gibt ihnen persönliche Ratschläge und beantwortet ihre Fragen, wodurch das Risiko einer Übertragung verringert wird.

Zusammenarbeit: Der Krankenpfleger arbeitet eng mit den Teams für Krankenhaushygiene zusammen und trägt zur Entwicklung, Überarbeitung und Umsetzung von Hygieneprotokollen bei.

Reaktion auf Ausbrüche: Bei einem Infektionsausbruch steht der Krankenpfleger oft an vorderster Front, um Fälle zu identifizieren, Barrieremaßnahmen zu ergreifen und sich am Krisenmanagement zu beteiligen.

Advocacy: Der Krankenpfleger kann in der Einrichtung für die Bereitstellung ausreichender Ressourcen für die Infektionsprävention plädieren und dabei die entscheidende Bedeutung der Hygiene für die Patientensicherheit hervorheben.

Der Krankenpfleger ist weit mehr als nur ein Ausführer von Hygieneprotokollen. Er ist ein wichtiger Akteur bei deren Umsetzung, Verbreitung und Einhaltung. Sein täglicher Einsatz gewährleistet nicht nur das Wohlbefinden der Patienten, sondern auch die Qualität der Pflege, die in der Einrichtung erbracht wird.

Kapitel 29:
DERMATOLOGIE UND ÄSTHETIK

Die Entwicklung der medizinischen Ästhetik

Die medizinische Ästhetik hat sich im Laufe der Zeit ständig verändert, angepasst und perfektioniert, um den sich wandelnden Schönheitswünschen der Gesellschaft gerecht zu werden und gleichzeitig die technologischen und medizinischen Fortschritte zu integrieren. Hier ein Überblick über diese spannende Entwicklung :

Ursprünge und historische Entwicklung: Obwohl es ästhetische Anliegen schon seit der Antike gibt, hat sich die ästhetische Medizin als Disziplin erst im 20. Jahrhundert richtig entwickelt. Eingriffe wie die Nasenkorrektur und die Brustrekonstruktion kamen nach den beiden Weltkriegen auf, hauptsächlich um die Verletzungen der Soldaten zu behandeln.

Die Ära der 1980er und 1990er Jahre: Mit dem Aufkommen der Fettabsaugung in den 1980er Jahren erfreute sich die Schönheitschirurgie wachsender Beliebtheit. In den 1990er Jahren revolutionierte das Aufkommen von Botox die nicht-invasiven Behandlungen und bot eine Alternative zu chirurgischen Eingriffen zur Behandlung von Falten.

Technologie und Innovation: Im 21. Jahrhundert wurden Technologien wie Laser, Radiofrequenz, hochintensiver fokussierter Ultraschall (HIFU) und Kryolipolyse eingeführt. Diese Techniken haben es ermöglicht, verschiedene ästhetische Probleme zu behandeln, ohne auf eine Operation zurückgreifen zu müssen.

Integration eines ganzheitlichen Ansatzes: Über die Behandlung bestimmter Bereiche hinaus ist der Ansatz ganzheitlicher geworden und versucht, das gesamte Erscheinungsbild des Patienten zu verbessern, nicht nur ein isoliertes Merkmal.

Natürlichkeit und Prävention: Während die medizinische Ästhetik einst nach spektakulären Ergebnissen strebte, geht der Trend heute zu natürlichen Ergebnissen und zieht die "Prävention" der "Korrektur" vor.

Vielfalt und Individualisierung: Die Anerkennung der Vielfalt der Schönheitsnormen und die Notwendigkeit individualisierter Ansätze haben zu Behandlungsprotokollen geführt, die besser auf die einzelnen Patienten zugeschnitten sind und ihre ethnischen, kulturellen und individuellen Besonderheiten berücksichtigen.

Erhöhte Zugänglichkeit: Durch die Demokratisierung von Schönheitsoperationen hat ein größerer Teil der Bevölkerung Zugang zu ihnen. Lunchtime Procedures", schnelle Behandlungen, die in der Mittagspause durchgeführt werden, sind beliebt geworden.

Regulierung und Ethik: Angesichts des raschen Wachstums der Branche wurde die Regulierung verschärft, um die Sicherheit der Patienten zu gewährleisten und hohe berufliche Standards aufrechtzuerhalten.

Trend zu nicht-invasiven Verfahren: Nicht-invasive Verfahren, die keinen chirurgischen Eingriff erfordern, sind aufgrund ihrer kürzeren Erholungszeiten und geringeren Risiken immer beliebter geworden.

Die Zukunft : Während die Forschung weitergeht, könnte die medizinische Ästhetik Fortschritte wie die regenerative Medizin, Gentherapien oder die Personalisierung von Behandlungen durch künstliche Intelligenz integrieren.

Die medizinische Ästhetik hat seit ihren Anfängen einen langen Weg zurückgelegt. Während sie ihrer grundlegenden Aufgabe, das Aussehen und das Selbstbewusstsein zu verbessern, treu geblieben ist, hat sie sich an neue Technologien, wechselnde gesellschaftliche Bestrebungen und ethische Imperative angepasst, wobei sie stets die Sicherheit und das Wohlbefinden der Patienten im Auge behalten hat.

Ethische Implikationen der Ästhetik in der Dermatologie

Die Ästhetik in der Dermatologie ist, ebenso wie andere Bereiche der ästhetischen Medizin, von einer Reihe ethischer Bedenken geprägt. Diese ethischen Implikationen ergeben sich aus der Wechselwirkung zwischen dem Wunsch nach Verbesserung der körperlichen Erscheinung, den Erwartungen der Patienten, der beruflichen Verantwortung der Ärzte und den Grenzen der medizinischen Interventionen.

Gesellschaftliche Schönheitsnormen: Die Medien und die Populärkultur legen oft strenge Schönheitsnormen fest, die die Wahrnehmung von "Schönheit" durch den Einzelnen beeinflussen. Sollten Heilpraktiker diese Normen bei der Durchführung von Schönheitsbehandlungen einhalten oder sollten sie einen neutraleren, patientenzentrierten Ansatz verfolgen?

Informierte Zustimmung: Es ist zwingend erforderlich, dass Patienten die Risiken, Vorteile, Alternativen und Kosten ästhetischer Verfahren vollständig verstehen. Dies erfordert eine transparente und ehrliche Kommunikation seitens der Dermatologen.

Kommerzialisierung und Interessenkonflikte: Da viele ästhetische Verfahren direkt von den Patienten bezahlt werden (außerhalb des Versicherungsschutzes), besteht die Gefahr, dass klinische Entscheidungen eher von finanziellen Erwägungen als von den besten Interessen des Patienten beeinflusst werden.

Realistische Erwartungen : Manche Patienten haben möglicherweise unrealistische Erwartungen an die Ergebnisse von Schönheitsoperationen. Es liegt in der Verantwortung des Dermatologen, diese Erwartungen zu steuern und zu vermeiden, dass Eingriffe vorgenommen werden, die dem Patienten möglicherweise keinen Nutzen bringen oder ihm sogar schaden.

Zugang und Gerechtigkeit: Da die meisten ästhetischen Verfahren kostspielig sind, wirft dies Bedenken hinsichtlich der Gerechtigkeit beim Zugang zur Versorgung auf, wodurch sozioökonomische Ungleichheiten möglicherweise verstärkt werden.

Sicherheit und Kompetenz: Da die Nachfrage nach Schönheitsbehandlungen schnell wächst, können viele Praktiker ohne spezielle Ausbildung ihre Dienste anbieten. Dies wirft ethische Fragen zur Kompetenz und Qualität der erbrachten Leistungen auf.

Behandlung von Minderjährigen: Sollten kosmetische Eingriffe bei Minderjährigen erlaubt sein? Wenn ja, unter welchen Umständen und mit welchen Vorsichtsmaßnahmen?

Psychologischer Druck: Manche Patienten suchen möglicherweise nach ästhetischen Lösungen für Probleme, die in Wirklichkeit psychologischer oder emotionaler Natur sind. Diese zugrunde liegenden Probleme zu erkennen und anzusprechen, ist von entscheidender Bedeutung.

Achtung der Autonomie des Patienten : Inwieweit sollten die ästhetischen Wünsche eines Patienten erfüllt werden, insbesondere wenn sie gegen die medizinische Norm oder die klinische Vorsicht zu verstoßen scheinen?

Technologische Innovationen: Es entstehen ständig neue Techniken und Technologien. Ihre frühzeitige Einführung, bevor ihre Wirksamkeit und Sicherheit vollständig nachgewiesen ist, führt zu ethischen Dilemmata.

Die ästhetische Dermatologie bietet zwar erhebliche Vorteile für das Selbstbewusstsein und das Wohlbefinden, erfordert aber auch eine gründliche ethische Reflexion. Dermatologen müssen die Wünsche der Patienten mit den beruflichen Standards in Einklang bringen und gleichzeitig durch die komplexen Zusammenhänge der modernen Medizin navigieren.

Die Rolle des Krankenpflegers bei ästhetischen Verfahren

Die Rolle des Krankenpflegers bei ästhetischen Verfahren hat sich in den letzten Jahren erheblich erweitert. Da die Branche der ästhetischen Medizin schnell wächst, spielen Krankenpfleger eine entscheidende Rolle bei der Sicherstellung einer hochwertigen, sicheren und patientenzentrierten Versorgung. Hier ein Überblick über die Rolle des Krankenpflegers in diesem Zusammenhang :

Erstbeurteilung: Der Krankenpfleger beurteilt den Patienten vor jedem kosmetischen Verfahren. Dazu gehören die Erhebung der Krankengeschichte, eine Beurteilung der aktuellen Medikamente, Allergien und das Verständnis der Beweggründe und Erwartungen des Patienten bezüglich des geplanten Verfahrens.
Aufklärung des Patienten: Der Krankenpfleger informiert ausführlich über das Verfahren, seine

Vorteile, potenzielle Risiken, die Pflege nach dem Verfahren und die erwarteten Ergebnisse. Diese Aufklärung stellt sicher, dass der Patient eine informierte Einwilligung erteilt.

Vorbereitung des Patienten: Vor dem Verfahren kann der Krankenpfleger für die Vorbereitung des Patienten verantwortlich sein. Dies kann die Reinigung des zu behandelnden Bereichs, die Anwendung topischer Anästhetika und die Überprüfung der erforderlichen Ausrüstung umfassen.

Unterstützung während des Verfahrens: Der Krankenpfleger unterstützt den Dermatologen oder Schönheitschirurgen häufig während des Verfahrens, indem er die erforderlichen Instrumente bereitstellt, den Patienten überwacht und dafür sorgt, dass alles reibungslos verläuft.

Postprozedurale   Pflege: Nach dem Eingriff gibt der Krankenpfleger Anweisungen für die häusliche Pflege, überwacht den Patienten auf mögliche Nebenwirkungen und stellt sicher, dass sich der Patient wohlfühlt, bevor er die Klinik verlässt.

Nachsorge: Der Krankenpfleger kann für die Nachsorge nach der Behandlung verantwortlich sein, indem er den Heilungsprozess überprüft, sicherstellt, dass der Patient mit den Ergebnissen zufrieden ist, und etwaige Komplikationen oder Bedenken anspricht.

Technische Fähigkeiten: In einigen Gerichtsbarkeiten können Krankenpfleger unter der Aufsicht eines Arztes bestimmte kosmetische Verfahren durchführen, z. B. Injektionen von Botox oder Hautfüllern.

Umgang mit Komplikationen : Krankenpfleger sind oft die erste Anlaufstelle für Patienten, die nach einem Eingriff Bedenken haben. Sie sollten darin geschult sein, Komplikationen zu erkennen und zu wissen, wann sie den Patienten an den Arzt verweisen müssen.

Weiterbildung: Der Bereich der ästhetischen Medizin entwickelt sich schnell mit neuen Techniken, Produkten und Technologien. Krankenpfleger müssen sich auf dem Laufenden halten und regelmäßig an Fortbildungen teilnehmen.

Ethische Aspekte: Wie bereits erwähnt, bringt die ästhetische Medizin viele ethische Implikationen mit sich. Krankenpfleger müssen sensibel navigieren und dabei stets die Bedürfnisse und Wünsche des Patienten in den Vordergrund stellen, während sie gleichzeitig eine evidenzbasierte Praxis aufrechterhalten.

Krankenpfleger spielen eine vielseitige und entscheidende Rolle im Bereich der ästhetischen Medizin. Von der Erstbeurteilung bis zur Nachsorge stellen sie sicher, dass der Patient eine umfassende, sichere und qualitativ hochwertige Versorgung erhält.

Kapitel 30:
ENTWICKLUNG UND KARRIERE
IN DER DERMATOLOGIE

Möglichkeiten der Spezialisierung

In der Dermatologie gibt es, wie in vielen anderen medizinischen Disziplinen auch, eine Reihe von Spezialisierungsmöglichkeiten für Krankenpfleger. Diese Spezialisierungen ermöglichen es den Fachkräften, sich ein umfassendes Fachwissen in bestimmten Bereichen der Dermatologie anzueignen, wodurch eine qualitativ hochwertige Pflege gewährleistet wird, die auf die spezifischen Bedürfnisse der Patienten zugeschnitten ist. Im Folgenden sind einige Spezialisierungsmöglichkeiten für Krankenpfleger in der Dermatologie aufgeführt:

Pädiatrische Dermatologie: Eine Spezialisierung, die sich auf Hauterkrankungen bei Säuglingen, Kindern und Jugendlichen konzentriert. Sie umfasst Zustände wie Ekzeme, Naevus, genetische Erkrankungen und mehr.

Hautonkologie: Fokus auf Prävention, Erkennung, Behandlung und Pflege von Patienten mit Hautkrebs wie Melanom, Basalzellkarzinom und Spinaliom.

Chirurgische Dermatologie: Konzentration auf chirurgische Techniken und Verfahren wie Tumorausschneidungen, Mohs-Chirurgie und andere korrigierende oder ästhetische Eingriffe.

Kosmetische Dermatologie: Fokussiert auf nicht-invasive ästhetische Verfahren wie Botox-Injektionen, Filler, Lasertherapie und andere Anti-Aging-Behandlungen.

Infektiöse Dermatologie: Spezialisierung auf Hauterkrankungen, die durch Bakterien, Viren, Pilze oder Parasiten verursacht werden.

Immunodermatologie: Fokus auf Hauterkrankungen, die mit dem Immunsystem zusammenhängen, wie Lupus, Psoriasis und Pemphigus.

Photodermatologie: Konzentration auf Hauterkrankungen, die mit Sonneneinstrahlung und Behandlungen mit Licht, wie z. B. Phototherapie, zusammenhängen.

Dermatologie des Haares und der Kopfhaut: Spezialisierung auf Erkrankungen wie Alopezie, Kopfhautinfektionen und andere haarbezogene Störungen.

Wundversorgung: Konzentration auf den Umgang mit und die Behandlung von chronischen Wunden, wie venösen oder diabetischen Geschwüren und Verbrennungen.

Genetische Dermatologie: Spezialisiert auf erbliche und genetisch bedingte Hauterkrankungen.

Psycho-Dermatologie: Fokus auf die Verbindung zwischen Geist und Haut, wobei Zustände wie psychogener Juckreiz, Trichotillomanie und andere Leiden behandelt werden, bei denen psychologische Faktoren eine Schlüsselrolle spielen.

Dermatologie ethnischer Haut: Konzentration auf die Besonderheiten und Hauterkrankungen, die bei bestimmten ethnischen Bevölkerungsgruppen häufiger vorkommen.

Die für diese Spezialisierungen erforderliche Ausbildung kann je nach Region oder Land unterschiedlich sein. Sie kann eine Kombination aus klinischer Ausbildung, theoretischem Unterricht und Weiterbildung umfassen. Die Spezialisierung verbessert nicht nur die Qualität der Pflege, sondern bietet Krankenpflegern auch lohnende Karrieremöglichkeiten und Führungspositionen.

Weiterbildung und Aktualisierung der Fähigkeiten

Die sich ständig weiterentwickelnde Medizin erfordert von den Angehörigen der Gesundheitsberufe, dass sie sich ständig weiterbilden, um mit den neuesten Fortschritten, Techniken und klinischen Richtlinien Schritt zu halten. Im Bereich der Dermatologie ist diese Anforderung ebenso zwingend. Im Folgenden wird erläutert, wie die Weiterbildung und die Aktualisierung der Fähigkeiten für eine Fachkraft in der Dermatologie, insbesondere einen spezialisierten Krankenpfleger, aussehen kann:

- **Kurse und Workshops:** Viele Institute, Universitäten und Berufsverbände bieten Kurse, Workshops und Seminare zu bestimmten Themen an, in denen sich Krankenpfleger mit den neuesten Techniken und Trends vertraut machen können.
- **Konferenzen und Kongresse :** Die Teilnahme an nationalen oder internationalen Konferenzen bietet Zugang zu bahnbrechender Forschung, Präsentationen von Fachexperten und außerdem die Möglichkeit, mit anderen Fachleuten zu netzwerken.
- **Zusätzliche Zertifizierungen:** Für bestimmte Fachrichtungen oder Techniken sind möglicherweise zusätzliche Zertifizierungen erforderlich. Das Erlangen dieser Zertifizierungen erhöht nicht nur die Kompetenz, sondern kann auch die Tür zu neuen beruflichen Möglichkeiten öffnen.
- **Publikationen und Fachzeitschriften:** Das Abonnieren und regelmäßige Lesen dermatologischer Fachzeitschriften hilft, über die neuesten Forschungsergebnisse und Fortschritte auf dem

Gebiet der Dermatologie auf dem Laufenden zu bleiben.

Online-Training: Mit dem Aufstieg der Digitalisierung sind viele Kurse und Schulungen nun online verfügbar und bieten Flexibilität für die Lernenden.

Simulationen und praktisches Training: Bei invasiven Techniken oder neuen Verfahren können Simulationen an Puppen oder Virtual-Reality-Training eine risikofreie Möglichkeit bieten, zu üben und Fertigkeiten zu erwerben.

Diskussionsgruppen und Foren: Der Beitritt zu Online-Foren oder Diskussionsgruppen ermöglicht den Austausch von Erfahrungen, Herausforderungen und Lösungen mit anderen Fachleuten aus demselben Bereich.

Mitgliedschaft in Berufsverbänden: Die Mitgliedschaft in Berufsverbänden kann den Zugang zu Ressourcen, Schulungen und regelmäßigen Updates speziell für die Dermatologie bieten.

Feedback und Aufsicht: Unter der Aufsicht eines Seniors zu arbeiten oder regelmäßiges Feedback zu erhalten, hilft bei der kontinuierlichen Verbesserung.

Engagement in der Forschung: Die Teilnahme an klinischen Studien, systematischen Übersichtsarbeiten oder sogar die Durchführung eigener Forschung kann erheblich zur Vertiefung der eigenen Kenntnisse und Fähigkeiten beitragen.

Die Weiterbildung ist für jeden Angehörigen der Gesundheitsberufe von entscheidender Bedeutung. Für einen Krankenpfleger in der Dermatologie gewährleistet sie nicht nur eine optimale Patientenversorgung, sondern stärkt auch seine berufliche Glaubwürdigkeit, sichert seinen beruflichen Aufstieg und erfüllt die ethischen und deontologischen Anforderungen des Berufs.

Die Zukunft der Dermatologie : neue Fortschritte und Technologien

Die Dermatologie befindet sich, wie viele andere medizinische Bereiche auch, in einem ständigen Wandel. Technologische Fortschritte, biomedizinische Forschung und wissenschaftliche Entdeckungen fließen zusammen, um die Zukunft dieses Fachgebiets zu gestalten. Lassen Sie uns die vielversprechenden Aussichten für die Zukunft der Dermatologie auf fließende Weise angehen :

Als Herzstück der modernen medizinischen Revolution befindet sich die Dermatologie in einem tiefgreifenden Wandel. Digitale Technologien, molekulare Entdeckungen und neue Therapiemodalitäten verändern die Art und Weise, wie Fachleute Hautkrankheiten diagnostizieren, behandeln und überwachen.

Die **Telemedizin, die** bereits begonnen hat, sich zu etablieren, wird einen noch dominanteren Platz einnehmen. Virtuelle Konsultationen werden alltäglich werden und denjenigen, die in abgelegenen Gebieten leben oder in ihrer Mobilität eingeschränkt sind, den Zugang zu medizinischer Versorgung erleichtern. Durch fortschrittliche Algorithmen und maschinelles Lernen werden Werkzeuge der **künstlichen Intelligenz** Dermatologen bei der Diagnose von Hautläsionen unterstützen und eine Genauigkeit bieten, die oftmals höher ist als die des menschlichen Auges allein.

An der therapeutischen Front zielt die Explosion der **biologischen Therapien** nun auf Krankheiten wie Psoriasis oder Ekzeme auf molekularer Ebene ab und bietet personalisierte Behandlungen, die auf der Genetik des Patienten basieren. Diese weniger invasiven und gezielteren Therapien verringern die Nebenwirkungen und erhöhen gleichzeitig die Wirksamkeit.

Die **Nanotechnologie** bahnt sich auch ihren Weg in die Dermatologie. Stellen Sie sich Nanopartikel vor, die so konzipiert sind, dass sie Medikamente direkt an eine kranke Zelle oder Zellgruppe abgeben, die therapeutische Wirkung maximieren und gleichzeitig die Schädigung des gesunden Gewebes minimieren.

Die **Biotechnologie** wird auf die Hautregeneration ausgeweitet. Für schwere Verbrennungen oder Menschen mit schweren Hautverletzungen wird in Laboren bereits Haut im Labor gezüchtet. In Zukunft könnte diese Technologie sogar dazu führen, dass für Patienten eine maßgeschneiderte Haut mit bestimmten Eigenschaften hergestellt wird.

Wearables oder tragbare Technologien, wie z. B. intelligente Pflaster, werden die Hautgesundheit in Echtzeit überwachen und Benutzer und Ärzte über verdächtige Veränderungen informieren. Dies könnte besonders für Patienten mit einem hohen Risiko für Melanome oder andere Hautkrebsarten nützlich sein.
Auch die kosmetische Dermatologie bleibt nicht außen vor. Immer präzisere Laser, biologisch abbaubare Filler oder innovative Anti-Aging-Behandlungen sind in der Entwicklung und versprechen natürliche und lang anhaltende Ergebnisse.

Doch diese Fortschritte, so vielversprechend sie auch sein mögen, kommen mit einer Reihe von ethischen, regulatorischen und ausbildungsbezogenen Herausforderungen. Aber eines ist sicher: Die Zukunft der Dermatologie sieht rosig aus, mit der Hoffnung auf immer effektivere, individuellere und weniger invasive Lösungen für die Patienten.

Kapitel 31:
SCHLUSSFOLGERUNG UND WEITERE RESSOURCEN

Ressourcen zur Vertiefung seine Kenntnisse

Wenn Sie Ihr Wissen über Dermatologie vertiefen möchten, finden Sie hier eine Liste relevanter Ressourcen, die von Standardwerken über Fachzeitschriften bis hin zu Online-Plattformen und Berufsverbänden reicht:

1. Referenzwerke :
   "Fitzpatrick's Dermatology in General Medicine" - ein klassisches Werk, das oft als "Bibel" der Dermatologie bezeichnet wird.
   "Dermatology: 2-Volume Set" von Jean L. Bolognia, Julie V. Schaffer, und Lorenzo Cerroni - ein weiteres hoch angesehenes Nachschlagewerk.
2. Fachzeitschriften :
   Journal of the American Academy of Dermatology (JAAD) - eine führende Publikation für die neueste Forschung in der Dermatologie.
   British Journal of Dermatology - eine renommierte Zeitschrift, die qualitativ hochwertige Forschungsergebnisse bietet.
   Dermatologic Clinics - konzentriert sich auf aktuelle Literaturübersichten und Aktualisierungen zu bestimmten Themen.
3. Online-Ressourcen :
   DermNet NZ - eine umfassende Online-Ressource, die Bilder, Beschreibungen und Behandlungen für eine Vielzahl von Hauterkrankungen bietet.

Medscape Dermatology - bietet Artikel, Fallstudien und Nachrichten mit Bezug zur Dermatologie.

4. Verbände und Organisationen :

American Academy of Dermatology (AAD) - bietet eine Vielzahl von Ressourcen für Fachleute, von Branchennachrichten bis hin zu Fortbildungsangeboten.

European Academy of Dermatology and Venereology (EADV) - eine Organisation für Dermatologen in Europa.

International League of Dermatological Societies (ILDS) - konzentriert sich auf die internationale Zusammenarbeit in der Dermatologie.

5. Konferenzen und Kurse :

Veranstaltungen wie der *Dermatology World Congress* oder die Jahrestagungen der AAD bieten hervorragende Möglichkeiten, sich weiterzubilden, zu vernetzen und über die neuesten Entwicklungen auf dem Gebiet zu lernen.

6. Online-Bildungsplattformen :

Coursera und **edX** - bieten Kurse in Dermatologie an, die von renommierten Universitäten angeboten werden.

Derm101 - eine Plattform, die der Ausbildung in der Dermatologie gewidmet ist.

7. Foren und Diskussionsgruppen :

Foren wie *DermTalk* ermöglichen es Fachleuten aus dem Bereich der Dermatologie, zu diskutieren, Fragen zu stellen und Informationen auszutauschen.

Diese Ressourcen sind ein guter Ausgangspunkt, aber es ist unerlässlich, weiterhin nach aktuellen Informationen zu suchen und regelmäßig an Fortbildungen teilzunehmen, um über die neuesten Entwicklungen in der Dermatologie auf dem Laufenden zu bleiben.

Um sein Wissen über Dermatologie zu vertiefen, benötigt man zuverlässige und aktuelle Ressourcen. Für Französischsprachige gibt es hier eine Liste relevanter Ressourcen :

1. Referenzwerke :
   "Dermatologie und sexuell übertragbare Infektionen" von Jean-Claude Beani und Bernard Guillot - ein vollständiger Leitfaden für Angehörige der Gesundheitsberufe.
   "Précis de dermatologie" von Henri Adamski und Arnaud Bourdin - ein Buch für Medizinstudenten, das aber auch für Praktiker nützlich ist.
2. Fachzeitschriften :
   Annales de Dermatologie et de Vénéréologie - eine führende Publikation in der französischsprachigen Welt für die neuesten Forschungsergebnisse in der Dermatologie.
   Revue Française de Dermatologie - bietet wissenschaftliche Artikel, klinische Fälle und Nachrichten aus dem Fachgebiet.
3. Online-Ressourcen :
   Dermato-Info - die Website der Société Française de Dermatologie (SFD), die für die breite Öffentlichkeit bestimmt ist, aber voller nützlicher Informationen steckt.
   Stiftung Atopische Dermatitis - eine Informationsplattform über atopische Dermatitis.
4. Verbände und Organisationen :
   Société Française de Dermatologie (SFD) - bietet zahlreiche Ressourcen für Fachleute, von Branchennachrichten bis hin zu Fortbildungsangeboten.
   Association Française d'Étude des Allergies (A.F.E.A) - konzentriert sich auf Hautallergien und deren Behandlung.

5. Konferenzen und Kurse :
  - Die *Journée Dermatologique de Paris* und die *Journées Dermatologiques de Nice* sind ein Muss für französischsprachige Dermatologen.
6. Online-Bildungsplattformen :
  - **Université Médicale Virtuelle Francophone (UMVF)** - bietet Kurse in Dermatologie an, die kostenlos zugänglich sind.
  - **Medflixs** - eine Plattform für medizinische Weiterbildung in Form von Videos für Angehörige der Gesundheitsberufe.
7. Foren und Diskussionsgruppen :
  - Fachforen wie die der *SFD* oder anderer Berufsverbände bieten Raum für den Austausch zwischen Fachleuten über klinische Fälle oder bestimmte Themen.
8. Bildungszentren :
  - Viele Universitäten und Schulen in Frankreich bieten Ausbildungen, Universitätsdiplome (DU) und interuniversitäre Diplome (DIU) in Dermatologie an. Zum Beispiel die Sorbonne Université in Paris, die Université Claude Bernard in Lyon und viele andere in ganz Frankreich.

Die regelmäßige Überprüfung von Informationsquellen ist immer von entscheidender Bedeutung, insbesondere in einem so dynamischen Bereich wie der Dermatologie, in dem ständig neue Entdeckungen und Techniken auftauchen.

Berufliche Netzwerke und Verbände

Berufliche Netzwerke und Verbände spielen eine entscheidende Rolle bei der Ausbildung, Information, Vernetzung und Interessenvertretung von Fachkräften in der Dermatologie. Für Französischsprachige gibt es hier eine Liste der wichtigsten Netzwerke und Verbände im Bereich der Dermatologie :

Société Française de Dermatologie (SFD): Sie ist die wichtigste repräsentative Organisation der Dermatologen in Frankreich. Sie organisiert Kongresse, Fortbildungen und veröffentlicht klinische Empfehlungen.

Groupe Laser de la Société Française de Dermatologie: Diese Gruppe bringt Dermatologen zusammen, die sich für den Einsatz von Lasern in der Dermatologie interessieren. Sie bieten Schulungen, Austausch über bewährte Verfahren und Forschung zu neuen Technologien an.

Association Française de Dermatologie Pédiatrique (AFDP): Sie vereint Dermatologen, die sich auf Hauterkrankungen bei Kindern spezialisiert haben.

Société Dermatologique Francophone d'Afrique Sub-Saharienne (SODEFRASS) : Eine Vereinigung zur Förderung der Dermatologie in den französischsprachigen Ländern Afrikas südlich der Sahara.

Netzwerk für ästhetische und korrigierende Dermatologie (RDEC): Es konzentriert sich auf den ästhetischen Aspekt der Dermatologie und bietet eine Plattform für den Austausch über die neuesten Techniken und Innovationen.

Syndicat National des Dermatologues-Vénéréologues (SNDV): Der Verband vertritt die beruflichen Interessen der Dermatologen in Frankreich und befasst sich mit Themen wie Regulierung, Preisgestaltung und Beziehungen zu anderen Akteuren im Gesundheitswesen.

EADV (European Academy of Dermatology and Venereology): Obwohl nicht strikt französischsprachig, ist diese europäische Akademie wichtig für französische und belgische Dermatologen, die sich mit einem größeren Netzwerk in Europa verbinden möchten.

International Federation of Dermatological Societies (IFD): Diese weltweite Organisation fördert die Zusammenarbeit zwischen den Dermatologiegesellschaften verschiedener Länder.

Forum des Dermatos Francophones (FDF) : Eine Online-Plattform, die es französischsprachigen Dermatologen ermöglicht, verschiedene Themen zu diskutieren, klinische Fälle auszutauschen und sich über die neuesten Nachrichten auf diesem Gebiet zu informieren.

Forschungsgruppen: Es gibt mehrere Forschungsgruppen, die sich auf bestimmte Subspezialitäten oder Probleme konzentrieren, wie z. B. die SFD Psoriasis Research Group oder die Research Group for Infectious Dermatology.

Dermatologen und Fachleuten aus diesem Bereich wird empfohlen, sich mit mindestens einer dieser Organisationen zusammenzuschließen oder ihr beizutreten, um auf dem Laufenden zu bleiben, ihr berufliches Netzwerk zu erweitern und zum Fortschritt der französischsprachigen Dermatologie beizutragen.

Persönliche Entfaltung und professionell in der Dermatologie

Persönliche und berufliche Erfüllung ist ein Ziel, das viele Angehörige des Gesundheitswesens, darunter auch Dermatologen, anstreben. In der Dermatologie ergibt sich dieses Gefühl der Erfüllung aus einer Kombination von intrinsischen und extrinsischen Faktoren.

1. Direkte Auswirkungen auf die Patienten :
Die Dermatologie bietet die Möglichkeit, die Lebensqualität der Patienten zu verbessern. Für viele können Hauterkrankungen tiefe emotionale Auswirkungen haben, die von einfachen Beschwerden bis hin zu Problemen mit dem Selbstbewusstsein oder sogar Depressionen reichen können. Indem ein Dermatologe bei der Behandlung dieser Erkrankungen hilft, kann er eine bedeutende positive Veränderung im Leben seiner Patienten bewirken.

2. Vielfalt der Fälle :
Die Dermatologie ist ein weites Feld mit einer Vielzahl von Erkrankungen, die von häufigen Beschwerden wie Akne oder Ekzemen bis hin zu komplizierteren Fällen wie Autoimmunerkrankungen oder Hautkrebs reichen. Diese Vielfalt kann anregend sein und bietet die Möglichkeit, ständig zu lernen und zu wachsen.

3. Gleichgewicht zwischen Arbeit und persönlichem Leben :
Im Gegensatz zu einigen anderen medizinischen Fachgebieten kann die Dermatologie oft eine bessere Work-Life-Balance bieten. Lebensbedrohliche Notfälle sind seltener, so dass Dermatologen vorhersehbarere Arbeitszeiten haben können.

4. Spezialisierungsmöglichkeiten :
Von der dermatologischen Chirurgie über die ästhetische Dermatologie bis hin zur Pädodermatologie oder Dermatoallergologie gibt es zahlreiche Unterspezialisierungen, die es Dermatologen ermöglichen, ihren besonderen Leidenschaften und Interessen nachzugehen.

5. Fortlaufende Innovationen :
Mit dem Fortschritt in Technologie und Forschung ist die Dermatologie ständig in Bewegung. Dies bietet spannende Möglichkeiten, auf dem neuesten Stand der Medizin zu bleiben und sich neue Techniken und Behandlungsmethoden anzueignen.

6. Multidisziplinäre Interaktionen :
Da die Haut die innere Gesundheit widerspiegelt, arbeiten Dermatologen oft mit anderen Fachärzten zusammen, was ihre Berufserfahrung bereichert.

7. Akademische und Forschungsmöglichkeiten :
Für diejenigen, die geneigt sind, gibt es in der akademischen Welt viele Möglichkeiten, zu lehren, zu forschen und zur medizinischen Literatur beizutragen.

8. Berufliche Anerkennung :
Ein Experte in einem bestimmten medizinischen Bereich zu sein, bietet berufliche Anerkennung, sei es unter Kollegen, innerhalb der Gemeinschaft oder auf internationaler Ebene bei Konferenzen oder Veröffentlichungen.

Wie jeder Beruf hat jedoch auch die Dermatologie ihre Herausforderungen. Der Umgang mit den Erwartungen der Patienten, der Druck, mit den schnellen Fortschritten Schritt zu halten, und die Verwaltung der administrativen und unternehmerischen Aspekte einer Praxis können stressig sein. Dennoch kann die Dermatologie mit Unterstützung, Weiterbildung und einer ausgewogenen Perspektive eine äußerst lohnende und erfüllende Karriere sein.